Gräff | Schlaf. 100 Seiten

✻ Reclam 100 Seiten ✻

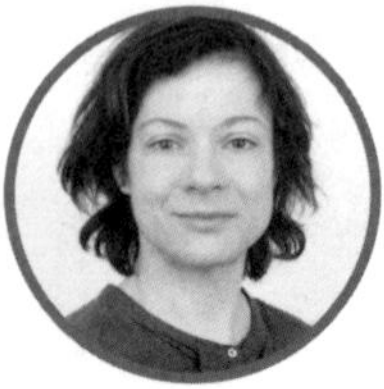

FRIEDERIKE GRÄFF, geb. 1972, Autorin und Journalistin, ist Redakteurin bei der *taz* und lebt in Hamburg.

Friederike Gräff

Schlaf. 100 Seiten

Reclam

2019 Philipp Reclam jun. Verlag GmbH,
Siemensstraße 32, 71254 Ditzingen
Umschlaggestaltung nach einem Konzept von zero-media.net
Infografiken (S. 2 f., 30 f.): Infographics Group GmbH
Bildnachweis: S. 45: AS ONE, NEON + MAI, Benaki Museum, Athen, 10. 3. – 24. 4. 2016, Foto: Panos Kokkinias; S. 56: https://www.youtube.com/watch?v=YNDBg21qt1c [letzter Aufruf: 5. 4. 2019]; S. 80: Bundesarchiv, Bild 183-1983-0225-309 / CC-BY-SA 3.0; S. 93: Re-Time Pty Ltd.; S. 94: Screenshots: Reclam Verlag; Autorinnenfoto: © Arne Sattler
Druck und Bindung: Kösel GmbH & Co. KG,
Am Buchweg 1, 87452 Altusried-Krugzell
Printed in Germany 2019
RECLAM ist eine eingetragene Marke
der Philipp Reclam jun. GmbH & Co. KG, Stuttgart
ISBN 978-3-15-020530-3

Auch als E-Book erhältlich

www.reclam.de

Für mehr Informationen zur 100-Seiten-Reihe:
www.reclam.de/100Seiten

Inhalt

Meiner Mutter, die meinen Schlaf hütet bis heute.

Dank an Nico, der auch dieses Buch möglich gemacht hat. Und Dank an alle, die ihr Wissen über den Schlaf mit mir geteilt haben.

Schlaf – ein bedrohtes Chamäleon

Mich hat das Thema Schlaf lange nur am Rande beschäftigt, in Momenten, in denen der agilste meiner Brüder über mein Dasein als Langschläferin herzog. Er selbst schläft nur sechs Stunden, und es ist ihm immer noch unverständlich, warum ich auch nach acht Stunden noch müde sein kann. Genau betrachtet ist es ihm nicht unverständlich. Mein Schlafbedürfnis passt in seinen Augen zu meinem vermeintlichen Mangel an Agilität und Zielgerichtetheit.

Man könnte meine Familie auch anhand ihres Schlafes porträtieren: Zum einen sind da meine Eltern, die den janusköpfigen Schlaf des Alters schlafen, selbst überrascht, wie sehr sich das Schlafen mit dem Lebensalter verändern kann. Meine Mutter, die Schlafmittel nimmt, um den Herausforderungen des Tages ins Auge zu sehen und die Dämonen der Nacht zu bannen. Ein Bruder, der täglich im Morgengrauen zur Arbeit fahren muss und bei Familienfesten heimlich verschwindet, bis man merkt, dass er sich zum Schlafen in den Keller geflüchtet hat. Ein Onkel, der verkörperte Energie war, nach einem Schlaganfall halbseitig gelähmt ist und mit einer gewissen Überraschung zu mir sagt: »Ich habe mit 91 Jahren festgestellt, dass man tagsüber schlafen kann.« – »Darf ich es auch?«, frage ich ihn, ermü-

Wissenschaftliche Entdeckungen und Lösungen, die im Schlaf gefunden wurden

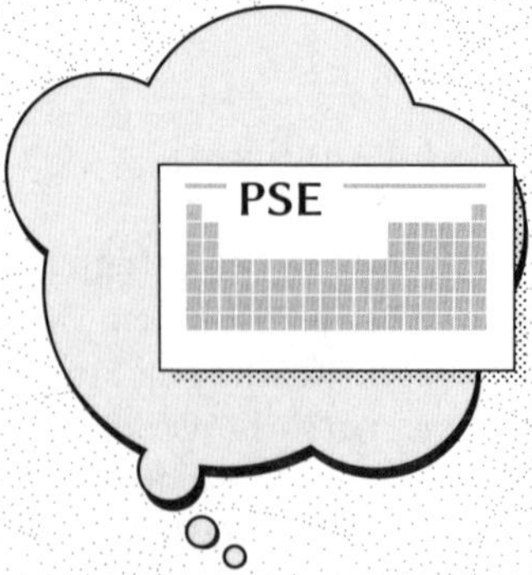

Dmitri Mendelejew
1869

Periodensystem
der Elemente

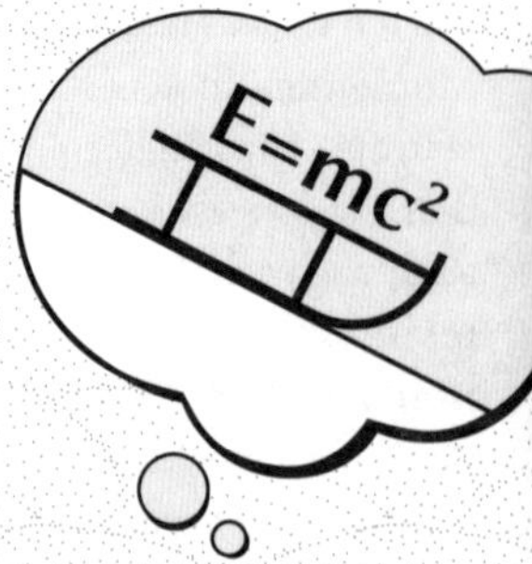

Albert Einstein
1905

$E = mc^2$ – Naturgesetz zur Äquivalenz von Masse und Energie (nach einem Traum, in dem er mit einem Schlitten einen Hang herunterrast)

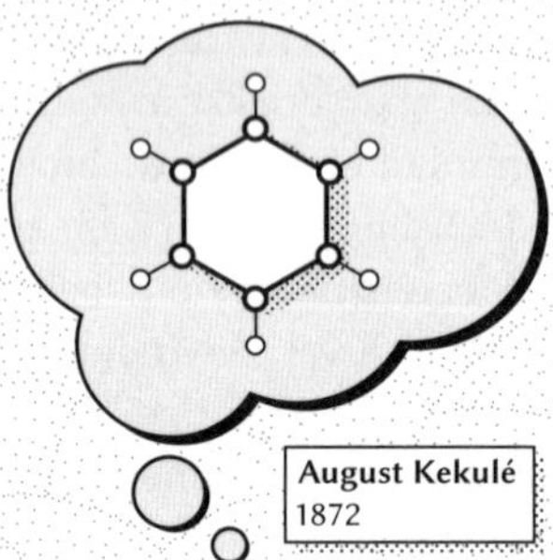

August Kekulé
1872

Struktur des Benzolrings
(Wachtraum, umstritten)

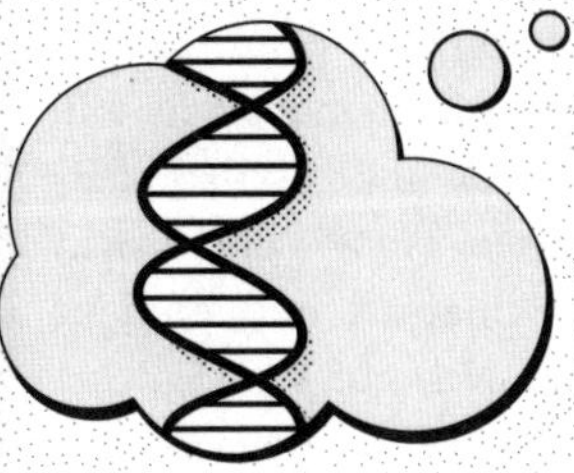

James Watson
1953

Entschlüsselung der DNA
(nach einem Traum
von einer Wendeltreppe)

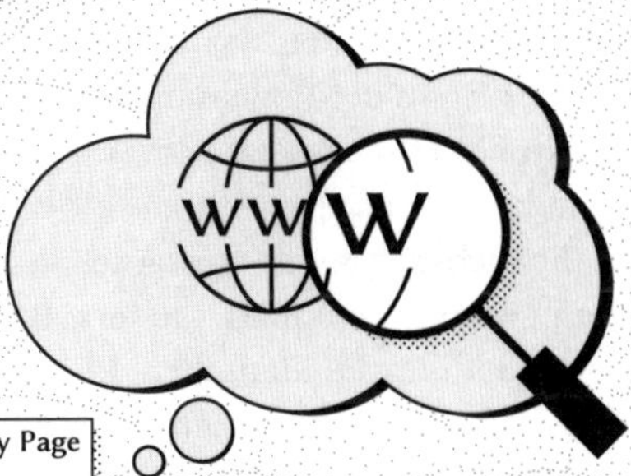

Larry Page
1997

Suchmaschine fürs Internet

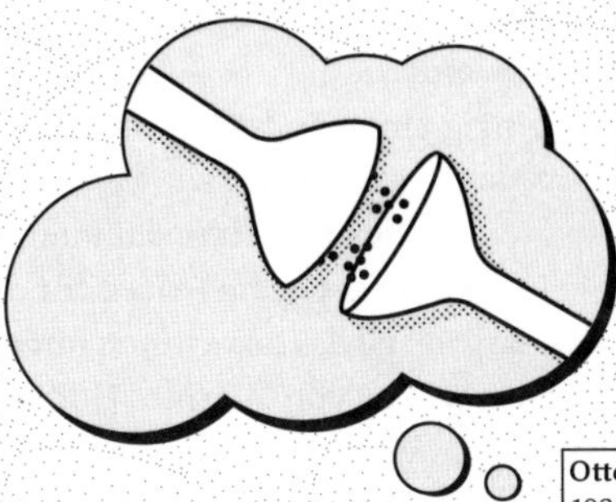

Otto Loewi
1921

Chemische Übertragung
von Nervenreizen

det von den Nachtschichten an diesem Text. »Nein«, sagt er. Eine 92-jährige Tante, die ich abends anrufe und die voller Kummer sagt, dass sie jetzt nicht mehr telefonieren kann, da ihre Pflegerin sie nun ins Bett bringt, weil sie Feierabend haben will.

Im Schlafenden treffen sich individuelle und gesellschaftliche Prägung, und letztere ist fast so hartnäckig wie das, was in unseren Körper eingeschrieben ist. Schlaf als notwendiges Übel beziehungsweise Luxus, den man sich nur in möglichst knapper Dosis erlaubt: das ist eine Sichtweise, die sich jahrhundertelang in der Erziehung europäischer und auch japanischer Kinder durchgesetzt hat. Wie wir schlafen, ist aber auch ein Gradmesser unserer Autonomie und unserer sozialen Stellung. Erwachsensein, das bedeutet auch, selbst bestimmen zu können, wann man schläft – anders als Kinder und, wenn sie es schlecht treffen, alte Menschen. Prekär zu schlafen, das ist das Los der Schichtarbeiterinnen und Schichtarbeiter, derer also, die spät in der Nacht ihren Dienst an Tankstellen oder in Krankenhäusern tun, weil sie auf den Nachtzuschlag angewiesen sind. Und derer, die ohne Obdach schlafen, immer auf der Hut, vertrieben oder angegriffen zu werden.

Genau betrachtet, ist das einzig Unveränderliche am Schlaf das grundsätzliche Bedürfnis danach. Würden wir Menschen des 17. Jahrhunderts in unsere Wohnungen führen, stünden sie sprachlos vor den vielen Schlafzimmern: eigene Betten für die Kinder, getrennte für die Ehepartner, all das wäre ihnen unverständlich. Was für eine Verschwendung von Wärme! Und wie ist es möglich, dass sich jemand so viele Betten leisten kann? Und wir? Zurückkatapultiert um 200 Jahre, stünden wir irritiert vor den unbekümmert am helllichten Tag Schlafenden, den Arbeitern, die sich mit einem Nickerchen auf dem Feld ausruhen.

In jüngster Zeit macht das Nickerchen allmählich als Powernap Karriere, den müde Büroarbeitende in Ruheräumen oder in futuristisch anmutenden Röhren halten können, um ihre Arbeitskraft wiederherzustellen. Doch bislang setzen sich weder die Röhren noch die Ruheräume in großem Maße durch. Das mag daran liegen, dass Schlaf genau das mit sich bringt, was der moderne Mensch scheut wie wenig anderes: Kontrollverlust. Den gilt es in der Öffentlichkeit unbedingt zu vermeiden. Ich hatte einmal einen Freund, der mit mir das Spiel »der hässliche Schläfer« spielte. Dazu lehnte er sich tief in seinen Stuhl und sekundenschnell entglitt ihm sein Gesicht. Kein Wunder, dass die omnipotenten Geschäftsleute nur in der Anonymität eines ICEs einschlafen, wenn kein Kollege sehen kann, wie sie sich aus einer Fleisch gewordenen Geschäftsidee verwandeln in erschöpfte Menschlichkeit. Der Schlafende ist verletzlich, sozial, aber auch körperlich, das weiß auch der Überrest Primat in uns, der sich eigentlich auf ein Nest in den Bäumen zurückziehen würde.

Es ist paradox: Im Schlaf verlieren wir die Macht über uns, zugleich haben Folterknechte aller Zeiten bis in die Gegenwart versucht, Macht über andere zu erlangen, indem sie ihnen den Schlaf nahmen. Schlafentzug gehörte noch in den Lagern von Guantánamo und Abu Ghraib zu den Foltermethoden und führt bei den Gefangenen zu einem Zustand der Verwirrung und Erschöpfung, in dem sie leichter gestehen – gleichgültig, ob es stimmt oder nicht.

Verachtet, verhindert, gefürchtet – trotz oder gerade wegen seiner Ambivalenz hat der Schlaf nie seine Faszination verloren. Wir gehorchen dann Gesetzen, die uns selbst nicht zugänglich sind; wir betrachten ein schlafendes Gegenüber, das unendlich nah und unendlich fern zugleich ist. Die Schlafenden begeben sich auf eine Reise, deren Ziel sie nicht kennen und auf die sie niemanden mitnehmen. Und wenn wir träumen, überwinden wir die letzten Grenzen: Physikalische Gesetze, Raum und Zeit gelten nicht mehr. Wir treffen die Toten, wir fallen ins Bodenlose, wir fliegen. Träume, das Ungreifbare des ohnehin ungreifbaren Schlafs, können Geschenk wie Fluch sein.

Wir haben uns abgewöhnt, sie als Botschaften der Götter zu sehen, stattdessen dienen sie uns als Hinweis auf unser eigenes Seelenleben, dem wir größeres Interesse schenken. Wenn wir nicht ohnehin denjenigen Wissenschaftlern glauben, die in Träumen nichts als sinnlose Abfallprodukte neuronaler Aktivitäten sehen. Die Schlafwissenschaft hat unseren Blick auf den Schlaf verändert, wir können die Schlafphasen I bis IV herunterbeten, sorgen uns um die Tiefschlafanteile, die wir dank neuer Apps genau verfolgen können. Siehe da, auch die Frage, wie gut man schläft, lässt sich in einer Welt findiger Geschäftsleute und williger Konsumenten zu einer Ausstattungs- und Überwachungsaufgabe umdeuten. Schlaf, das ist ein letztes Puzzleteil geworden in der unnachsichtigen Straffung und Optimierung unseres Lebens. Wir weisen ihm einen Verschlag zu, in dem er genau überwacht seinen Beitrag zum Erhalt unserer Produktivkräfte leisten soll.

Bevor er tatsächlich darin verschwindet, soll dieses Buch einen Blick darauf werfen, welche Gestalten der Schlaf annehmen kann: im Wandel der Zeit, in verschiedenen Kulturen, kommerzialisiert, medikamentisiert – und schließlich auch verteidigt als eine Bastion der Freiheit.

Sechs Fragen zum Schlaf und nur vier Antworten

Was ist Schlaf?
Einfach gesagt: Schlaf ist ein Zustand mit herabgesetztem oder gänzlich fehlendem Bewusstsein und ebenso reduzierter Aktivität.

Wozu ist er gut?
Das ist in den Details bis heute umstritten. Konsens ist, dass Schlaf wichtig für die Arbeit des Gedächtnisses ist: Die tagsüber aufgenommenen Eindrücke werden gesichtet, sortiert und die wichtigen im Langzeitgedächtnis gespeichert. Wobei bereits hier die Lehrmeinungen auseinander gehen: Es gibt auch die These, dass vor allem Informationen gelöscht werden. Nicht wissenschaftlich nachgewiesen ist die Theorie, dass sich im Schlaf Organe, Nervenzellen und das Immunsystem regenerieren.

Wie schläft man ein?
Einschlafen ist ein komplexer Vorgang und noch ist nicht vollständig klar, wie er funktioniert – was auch der Grund dafür ist, dass es keine Medikamente gibt, die natürlichen Schlaf hervorrufen können. Nach dem Modell des Schlafforschers Alexander Borbély gibt es zwei Mechanismen, die das Einschlafen bestimmen: der Schlafdruck und die innere Uhr. Der Schlafdruck hängt vor allem von der Länge der vorangegangenen Wachzeit ab. Während der Wachzeit sammelt sich der Stoff Adenosin im Vorderhin. Adenosin wiederum triggert eine Region im Zwischenhirn, den *Nucleus praeopticus ventrolateralis*, der auch »Tor zum

Schlaf« genannt wird, weil er die Weck- sowie Wachzentren des Gehirns durch den Botenstoff GABA hemmt und so schlafeinleitend wirkt. Die zweite Kraft, die den Schlafbeginn bestimmt, ist die innere Uhr beziehungsweise der zirkadiane, also einen Tag andauernde Rhythmus, der vor allem durch das Tageslicht getaktet wird. Dieser wird beim Menschen vom *Nucleus suprachiasmaticus* (SCN), dem Master-Zeitgeber im Hypothalamus, bestimmt. Der SCN sendet tagsüber kontinuierlich Wecksignale, die aber am Abend rapide absinken – und so die Einschlafbereitschaft erhöhen.

Warum wachen wir auf?

Auch hier gilt: einfache Frage, auf die es bislang keine einfache Antwort gibt. Unter anderem wird im Schlaf Adenosin abgebaut. Und während die Ansammlung den Schlaf einleitet, sorgt der Abbau dafür, dass die Weck- und Wachzentren des Gehirns nicht länger blockiert sind. Kurzes Aufwachen im Schlaf ist normal, es geschieht bei gesundem Schlaf bis zu zwanzig Mal, und meist kann sich der Schlafende am nächsten Morgen nicht daran erinnern.

Was hat es mit den Schlafphasen auf sich?

Die Schlafforschung unterscheidet zwischen REM und Non-REM-Schlaf, wobei »REM« für *rapid eye movement* steht. Forscher haben nämlich in dieser Schlafphase bei Probanden deutliche Augenbewegungen beobachtet.
Der Non-REM-Schlaf ist in drei Phasen unterteilt: die erste ist die Einschlafphase, die zweite ist die stabile Schlafphase

und die dritte die Tiefschlafphase. Über ein EEG lassen sich verschiedene Frequenzen von Gehirnströmen in den unterschiedlichen Schlafstadien messen. An die Non-REM Schlafstadien schließt sich der REM-Schlaf an, in dem der Muskeltonus am geringsten ist, zugleich erhöht sich aber der Blutdruck und die Atemfrequenz, das Stresshormon Adrenalin wird vermehrt ausgeschüttet. Eine Abfolge dieser vier Schlafstadien wiederholt sich bei einem gesunden Schläfer in einer Nacht etwa vier bis sieben Mal. Ursprünglich nahm man an, dass nur in der REM-Phase geträumt wird. Tatsächlich wird auch in den anderen Schlafstadien geträumt, die Träume in der REM-Phase sind aber besonders lebhaft und werden häufiger erinnert. Über die Funktion der verschiedenen Schlafphasen wird noch diskutiert. Sicher ist, dass Neugeborene fast den gesamten Schlaf im REM-Schlaf verbringen, dessen Anteil bei Erwachsenen aber nur bei 20 bis 25 Prozent liegt. Deshalb glaubt man, dass er bei Säuglingen für die Bildung des zentralen Nervensystems wichtig ist.

Warum schlafen nicht alle Menschen gleich lang?
Es gibt Faktoren, die ganz generell die Schlafdauer beeinflussen: Alter, Geschlecht, Jahreszeit und Gesundheitszustand. Daneben gibt es aber ein individuelles Schlafbedürfnis, das genetisch veranlagt ist. Die Zeitspanne, die Schlafforscher als Rahmen für gesunden Schlaf angeben, variiert von fünf bis zehn bis hin zu vier bis zwölf Stunden. Der durchschnittliche Deutsche schläft von 23.04 Uhr bis 6.18 Uhr.

Einschlafen – Showdown im Kinderzimmer und Morpheus' Arme in der Apotheke

Sonderbar, habe ich oft gedacht, wenn ich bei Freunden abends nicht mehr anrufen konnte, weil das die gerade ins Bett gebrachten Kinder hätte wecken können. Sonderbar, dachte ich, wenn sich Freundinnen vom gemeinsamen Abendbrot für eine halbe Stunde verabschiedeten, weil ihre Kindergartenkinder nur einschliefen, wenn sie sich dazu legten. Jetzt habe ich selbst Kinder, die nur einschlafen wollen, wenn man sie nach genauen Anweisungen küsst. Ich sehe mir oft selbst mit Befremden dabei zu, aber ich finde keinen Weg, es anders zu lösen. Als die Zeit, die es dauerte, meine große Tochter ins Bett zu bringen, sich auf Stunden ausdehnte, habe ich die Beratung einer Kinderkrankenschwester aufgesucht. In den Buchhandlungen liegen Kinderbücher, in denen die Kinder so lange wach bleiben, bis ihre übermüdeten und hilflosen Eltern in den Kinderbetten der Schlaf übermannt, und unter den Erwachsenen entwickelte sich der entnervte, Buch gewordene Aufschrei eines Vaters – *Verdammte Scheiße, schlaf ein* von Adam Mansbach – zum Bestseller.

Ich kann mich nicht daran erinnern, dass meine Mutter abends Stunden an meinem Bett verbracht hätte – wie auch,

Die meistgekauften Schlaflied-Spieluhren in Deutschland

1. Schlafe, mein Prinzchen, schlaf ein
2. Wiegenlied von Johannes Brahms
3. La Le Lu
4. Schlaf, Kindchen
5. Guter Mond, du gehst so stille
6. Sandmann, lieber Sandmann

(Stand: März 2019; Quelle: Vedes)

wenn vier andere Kinder versorgt sein wollten. Wenn ich sie danach frage, wie es war, sagt sie – und es scheint Mitleid mit mir durch –, dass es überhaupt nicht kompliziert gewesen sei. Meine Zwillingsschwester und ich schliefen in Gitterbetten, aus denen wir nicht hätten aussteigen können, einmal ins Bett gebracht waren wir eben ins Bett gebracht. Ganz einfach. Ich habe meine Kindheit alles andere als lieblos in Erinnerung, und in der Theorie würde ich es gern genauso machen. In der Praxis scheint dieses Procedere wie ein Traum aus einem fernen, entschwundenen Land.

Wenn man die Geschichte des Kinderschlafs verfolgt, dann taucht dieser erst zu Beginn des 20. Jahrhunderts als Problem auf. Das lag nicht daran, dass die Kinder plötzlich nicht mehr schliefen, sondern an veränderten Erwartungen der Eltern. Und, so absurd das auf den ersten Blick wirken mag, am Bemühen der neu entstehenden Profession der Kinderärzte, sich Autorität zu sichern. Die Historiker Peter Stearns, Perrin Rowland und Lori Giarnella haben am Beispiel der USA nachvollzogen, wie zunehmend Experten in der Öffentlichkeit auftauchten, die mehr Schlaf für die Kinder verlangten; die Entwicklung in Deutschland verlief ähnlich. Das US-Innenministerium hatte schon 1910 bestimmte Schlafzeiten gefordert: von 13 Stunden für 5- bis 6-Jährige bis zu 9 ½ Stunden für die 16- bis 18-Jährigen. Zuvor hatte man lange angenommen, dass Kinder von sich aus ihre Schlafdauer regulierten – und noch 1901 hieß es im *Ladies' Home Journal*, dass alles oberhalb von sechs Stunden in Ordnung sei.

Zu wenig Schlaf wurde zu einem Problem: Die Begriffe *chronic fatigue* und *overfatigue* tauchten auf, ein Mangel, der bei Schulkindern Krankheiten und schlechtes Lernen nach sich ziehen sollte. Verantwortlich gemacht für die Übermüdung wurden die Schulen – und die Mütter. Deren Verantwortung war es nämlich, die Kinder vor den emotionalen Spannungen zu bewahren, die sie am Schlafen hinderten. Und sie waren es, die den Kindern das richtige Schlafen beibringen sollten. Denn das war nicht länger etwas, was sich natürlich einstellte, sondern etwas, das erlernt werden musste. Was hinzukam: ein Rhythmus von Wach- und Schlafzeiten, den es streng einzuhalten galt. Aber nicht nur die Idee, wie und wie viel ein Kind schlafen sollte, änderte sich – auch das familiäre Umfeld wurde nach und nach ein anderes. Wo nachts einmal Hausangestellte, Großeltern oder ältere Geschwister den Schlaf der Kleinen mitgehütet hatten, waren die Eltern nun auf sich gestellt.

Eigentlich ist es paradox: Mit weniger Hilfe will man heute gewachsene Ansprüche erfüllen. Dabei sind auch die der Eltern gewachsen. Sie wollen den Feierabend nun auch außerhalb der Wohnung verbringen und abends ausgehen, Sex ist nicht mehr Mittel zum Zweck, sondern zur ehelichen Vergnügungspflicht geworden. Die Folge: Auch die Erwartung an das schlafende Kind wächst. Und das in einem Umfeld, das

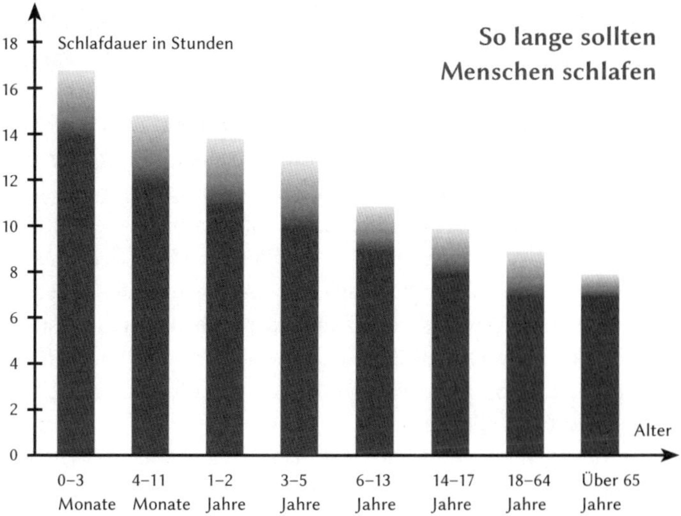

(Quelle: National Sleep Foundation). Dies sind die Empfehlungen in der aktualisierten Fassung von 2015 – auch heute sind die Auffassungen von gutem Schlaf veränderlich.)

dem Einschlafen viel weniger entgegenkommt – nicht länger in einer Wiege, die geschaukelt werden kann, nicht länger umgeben von anderen Schlafenden, sondern in einem eigenen Kinderbett in einem separaten Raum.

Marion Brinkers ist Kinderkrankenschwester und Familienberaterin, wir suchten sie auf, als wir Stunden am Bett unserer großen Tochter verbringen mussten, bis sie endlich einschlief. Ich muss gestehen, dass ich nicht mehr genau weiß, was Marion Brinkers uns riet. Aber der Besuch bei ihr ließ uns den Abenden etwas gelassener gegenübertreten. Probleme mit dem Schlaf gehören zu den häufigsten Anliegen, mit denen Eltern zu ihr kommen. Dass es bei dem Thema zu Reibungen zwischen Kindern und Eltern kommt, wundert sie nicht: »Ich finde es normal, dass Kleinkinder morgens um fünf aufwachen«, sagt sie. »Dann ist es meistens hell, und früher sind alle um diese Zeit aufgestanden.« In Zeiten verschobener Tag-Nacht-Rhythmen sind die Eltern zu dieser Zeit alles, aber nicht wach. Zugleich erfinden sie die Elternrolle vielfach neu, das heißt, dass auch die Frage, wie und wann die Kinder ins Bett kommen, wieder verhandelt wird. Grundsätzlich, so erlebt es Brinkers, wird häufig das Wollen und Wünschen der Kinder über deren Grundbedürfnisse gestellt, denn die Eltern wollten freundlich sein.

»Es ist die Generation, die macht«, sagt Marion Brinkers. Der müde und schreiende Säugling muss getröstet werden, aber für das Gefühl der Eltern reicht es nicht aus, schlicht da zu sein. Es muss etwas *getan* werden, das Kind wird hochgenommen, gestillt oder geschuckelt. »Das ist oft der Beginn eines Teufelskreises«, sagt Brinkers. Denn die Kinder lernten nicht, ohne größere Angebote von außen einzuschlafen. Die entnervten Eltern sagten schließlich: »Ich habe alles getan, aber das Kind will nicht schlafen.«

Bei den größeren Kindern schließlich werde das Bedürfnis nach Schlaf oft gar nicht gesehen. Die Kinder drehten auf, weil sie bereits übermüdet seien und statt der Müdigkeit sähen die Eltern nur das Wollen. »Die Idee, dass die Kinder umso leichter einschlafen, je müder sie sind, stimmt nicht«, sagt Marion Brinkers. Um die Übermüdung am Abend zu verhindern, empfiehlt sie Pausen am Tag. Nicht immer gleich das Kind bespaßen und anregen, sondern Auszeiten zulassen. Weniger statt mehr.

Während ich dies schreibe, kommt meine 6-jährige Tochter zum dritten Mal aus dem Bett. Es ist spät und die Notwendigkeit, ihr Wasserglas aufzufüllen, offenkundig ein Vorwand, um das Bett zu verlassen. »Warum kannst du so lange nicht einschlafen?« fragte ich sie neulich, als ich sie ins Bett brachte. Ihre Antwort: »Ich muss noch an so viele Dinge denken.«

Es gibt viele Gründe, den Beginn des Schlafs kontrollieren, vielleicht sogar erzwingen zu wollen. Was sich geändert hat, sind die Möglichkeiten dazu. Bis ins 19. Jahrhundert war der Umgang mit Opiaten sehr sorglos, Kinder waren davon nicht per se ausgeschlossen. Die eigentlichen Schlafmittel gibt es seit dem 19. Jahrhundert, beginnend mit den Barbituraten, die zwar zuverlässig wirken, aber bereits bei zehnfacher Überdosierung tödlich sein können. Als 1956 das Schlafmittel Contergan auf den deutschen Markt kam, glaubte man, damit dieser Gefahr zu entgehen. Ein sicheres Schlafmittel schien gefunden, doch fünf Jahre später war klar, um welchen Preis: Mütter, die während der Schwangerschaft Contergan eingenommen hatten, bekamen Kinder, die körperlich schwer geschädigt waren. Seitdem sind die Arzneimitteltests in Deutschland ungleich strenger.

Schlaf auf Rezept

Die Zahl der Menschen, die das Gefühl hat, ungenügend zu schlafen, steigt stetig an. Und die Hoffnung, dass sich erholsamer Schlaf in der Apotheke kaufen lässt, ist unerschütterlich. Bei einer Krankenkassenumfrage aus dem Jahr 2017 sagten ganze 24 Prozent der Befragten, dass sie täglich Schlafmittel oder natürliche Schlafpräparate einnähmen.

Es gebe zwei Gruppen von Kunden für Schlafmittel, so erzählt es mir Nora, eine befreundete Apothekerin. Zur ersten Gruppe zählen Schichtarbeiter, gestresste Manager und Wochenendpartygänger, deren unsteter Lebensrhythmus ein normales Schlafverhalten schwierig macht. Einer ihrer Kunden ist ein Polizist, der dreimal Frühdienst hat, dann dreimal Spätdienst und dann dreimal nachts arbeitet. »Wenn ich Notdienst habe, kann ich auf meiner Liege in der Apotheke auch schlafen«, sagt Nora. »Die Polizisten können das nicht.«

Was viele Kundinnen und Kunden sich nicht klar machen: Die Schlafmittel, die sie kaufen, können keinen natürlichen Schlaf auslösen oder verlängern. Stattdessen versetzen sie, indem sie bestimmte Rezeptoren ausschalten, den Körper in eine Art Narkose. Der Schlaf, den sie bringen, ist immer ein manipulierter: bestimmte Schlafstadien sind verkürzt, und so wacht der Körper weniger erholt auf.

In den 2000er Jahren sind die Barbiturate, die starke Nebenwirkungen hatten, durch Nicht-Benzodiazepin-Agonisten und Antihistaminika ersetzt worden. Letztere waren, wie so vieles in der Pharmazie, ein Zufallsfund: ursprünglich als Antiallergika entwickelt, stellte man als eine ihrer Nebenwirkungen starke Müdigkeit fest – und nutzte sie fortan auch als Schlafmittel. Nebenwirkungen haben sie alle. Bei Antihistaminika ist die Abhängigkeitsgefahr vergleichsweise gering, dafür setzt nach einigen Wochen ein Gewöhnungseffekt ein. Dagegen ist bei den Nicht-Benzodiazepin-Agonisten die Suchtgefahr höher.

Die Apotheke meiner Freundin ist klein, aber selbst sie hat zwei, drei Kunden, die mit immer neuen Rezepten für Schlafmittel zu ihr kommen, die eigentlich nur kurz genommen werden sollen. Wenn es der erste Arzt nicht mehr verschreiben will, gehen sie zum nächsten, und wenn die Apothekerin stutzt, wechseln sie zu einer anderen. »Es ist ein Suchtverhalten«, sagt Nora, »physiologisch wie auch psychisch.« Etwa bei der gerade verwitweten Frau, die nachts nicht schlafen kann und sich mit dem Schlafmittel sozusagen ausschaltet, nicht nur in der Nacht, sondern auch tagsüber, weil das Medikament auch dann noch dämpft. »Eigentlich müsste ihr auf psychiatrischer Ebene geholfen werden«, sagt meine Freundin. Der andere Weg löst das Problem nicht, aber er ist kürzer. So wie auch die Schichtarbeiter mit den Schlafmitteln nur die Symptome betäuben. Sie manipulieren damit einen Körper, der seinen Rhythmus nicht so willkürlich ändern kann, wie es ihr Dienstplan verlangt.

Und auch die zweite Gruppe, die bei Nora nach Schlafmitteln verlangt, setzt am falschen Punkt an – so sieht sie es zumindest. Es sind Menschen um die 70 herum, die über schlechten Schlaf klagen, weil sie nachts aufwachen. »Sind Sie denn dadurch am nächsten Tag beeinträchtigt?«, fragt Nora dann. »Nein«, sagen die Kunden. Nach einem Schlafmittel verlangen sie dennoch. Sie wüssten nicht, dass der Schlaf sich im Lauf des Lebens verändert, und erwarteten weiterhin sieben Stunden Schlaf am Stück. Dabei könnten möglicherweise fünf genügen. »Die Leute mögen sich nicht an den Körper anpassen, sondern verlangen, dass sich der Körper an ihre Gewohnheiten anpasst«, sagt Nora. Wie auch anderswo in einer Gesellschaft, die stetig Leistungsfähigkeit erwartet.

Manche Kunden lassen sich überzeugen, manche nicht. Schließlich sind sie in die Apotheke gekommen, um sie mit einer Schachtel Medikamente zu verlassen. Statt chemischer Schlafmittel schlägt Nora ihnen erst einmal pflanzliche vor: Baldrian, Hopfen, Passionsblume oder Melisse. Die fördern nicht das Durch-, sondern das Einschlafen. Man weiß, wie auch bei den chemischen Schlafmitteln, was ihre Wirkungsmechanismen sind, an welchen Rezeptoren sie ansetzen oder welche Ionenflüsse sie begrenzen. Aber warum das wiederum zum Ein- oder Durchschlafen führt, hat man bislang nicht verstanden.

Aber Nora, die Apothekerin, sagt ohnehin etwas, was dem Absatz von Schlafmitteln gar nicht förderlich ist: »Mit Aufklärung darüber, dass es ganz normal sein kann, nachts einmal wach zu sein, wäre vielen schon geholfen.«

Weiterschlafen – zu Besuch bei den Traumdeutern von gestern und heute

Ich war zwei Mal in meinem Leben bei einer Traumdeuterin, einer Freundin meiner Tante. Meine Tante hatte mir das Geld für den Besuch geschenkt. Sie war Teil einer Gruppe von Freundinnen, die sich regelmäßig mit der Traumdeuterin trafen, um über ihre Träume zu sprechen. »Die anderen haben oft keinen Traum zu erzählen«, sagte meine Tante, »aber ich habe immer einen.« Damit sie ihre Träume nicht vergesse, sagte meine Tante, kreuze sie direkt beim Aufwachen die Füße. Sie verband wie wenig andere Menschen etwas Kindlich-Koboldhaftes mit etwas Alterslosem, und es war schwierig herauszuhören, ob sie es ernst meinte. Sicher war, dass Träume für sie etwas Kostbares waren und dass sie glaubte, auch andere könnten von ihnen profitieren. Jedes Jahr erinnerte sie mich in der Zeit zwischen den Jahren daran, dass dies die heiligen Nächte seien, in denen man besonders auf seine Träume achten sollte.

Als ich zur Traumdeuterin kam, stellte sie sich vor und erklärte, dass sie mit den Ideen von C. G. Jung arbeite, aber ich hörte nicht sehr konzentriert zu, weil ich wissen wollte, was sie zu meinem Traum zu sagen hatte. Es ist einige Jahre her, dass ich dort war, ich erinnere mich daran, dass sie einen mütterlich-klugen Eindruck auf mich machte und dass ich ihr ohnehin vertraute, weil sie eine Freundin meiner Tante war.

Ich hatte geträumt, dass ich in einem Konzerthaus war und man mich zum Dirigentenpult brachte, vor ein wartendes Orchester und ein wartendes Publikum. Ich wehrte mich dagegen, weil ich wusste, dass ich nicht dirigieren konnte, aber niemand kümmerte sich darum. Obwohl der Traum Jahre zurück liegt, erinnere ich mich gut an das Gefühl der Panik: zu wissen, dass man etwas von mir erwartete, was ich nicht konnte.

Sie lese darin eine Botschaft an mich, sagte die Traumdeuterin. Und zwar die, dass ich über mehr Kräfte verfügte, als ich selbst annähme. Das Orchester, so erinnere ich mich eher vage, sei ein Teil meines Selbst, das mein zweifelndes bewusstes Selbst davon überzeugen wolle. Ich war erstaunt darüber, dass man einen Albtraum, denn so hatte ich ihn empfunden, so positiv auffassen konnte. Und ich erinnere mich daran, sonderbar beeindruckt gewesen zu sein: Wenn irgendein Teil meiner selbst einen so komplexen Weg der Botschaftsübermittlung wählte, dann musste die Nachricht von Belang sein.

Wenn ich jetzt darauf zurücksehe, denke ich, dass ich zu der Traumdeuterin gegangen bin, wie man zu einer Psychologin gehen könnte: mit der Vorstellung, dass das Gegenüber den Traum besser deuten kann als man selbst. Darin unterscheide ich mich nicht von den Träumenden vor knapp 4000 Jahren in Ägypten oder denen vor 3000 Jahren in Babylonien. Das Wissen um die Träume war kostbar, und es wurde über die Generationen gehütet. Das älteste erhaltene Buch zur Traumdeutung stammt aus der 12. ägyptischen Dynastie (ca. 1891–1786 v. Chr.).

Was die meisten heutigen Träumenden von denen früherer Zeiten unterscheidet, ist die Vorstellung davon, was sie in den Träumen erfahren: Erst mit Sigmund Freud hat sich die Idee durchgesetzt, dass sich über die Träume Wissen über den Träumenden selbst vermittelt, über seine Sehnsüchte, Hoffnungen, Ängste. Davor erhoffte man sich von den Träumen auch Aufschluss über die Zukunft und sah ihren Ursprung nicht allein im Schlafenden, sondern verstand sie als Botschaft göttlicher Mächte. In den altindischen Veden ist der Traum ein Zwischenzustand der Seele, die im Schlaf den Körper verlässt und in einem Raum schwebt, in dem sie Diesseits und Jenseits zugleich überblickt.

Aber die Geschichte des Traums ist nicht die einer ungebrochenen Wertschätzung. Dem Traum geht es nicht besser als dem Schlaf: Er ist immer wieder Ziel von Disziplinierungs- und Eindämmungsversuchen.

In der Aufklärung begegnete man ihm überwiegend mit Misstrauen, weil er dem Menschen die Souveränität zu nehmen schien, und Wissenschaftler wie der Kriminalpsychologe Johann Christian Gottlieb Schaumann, der für ein aufgeklärtes Strafrecht kämpfte, fanden nebenbei noch Zeit, Anleitungen für die Reinhaltung der Träume zu verfassen. Erforderlich dazu sei eine reine Phantasie, die wiederum nur durch eine keusche Lebensführung ermöglicht werde.

Die Romantiker feierten den Traum als kostbare Inspiration, während um 1900 viele Ärzte und Psychologen propagierten, dass gesunder und erholsamer Schlaf derjenige ohne Träume ist. Da man annahm, dass das Gehirn im Schlaf in einen todesähnlichen Zustand fiel, führte man die Träume auf äußere Reize zurück, die aber nur bei leichtem Schlaf aufträten. Eine Reaktion auf Zugluft und verstopfte Nasen – das war aus den Botschaften der Götter geworden, die man jahrhundertelang im Traum zu finden glaubte.

Traumdeutung nach Artemidoros

Artemidoros von Daldis verfasste im 2. Jahrhundert n. Chr. sein fünf-bändiges Werk *Oneirokritika* (griech. ›Traumdeutung‹). Darin besch… er auch die folgenden Träume – und ihre Folgen.

Art des Traums
Jemand träumt, dass er aus Silber oder Gold besteht

Träumer: arme Person
➤ Deutung: Er wird reich werden, weil ihn eine Substanz dieser Art umgibt

Träumer: Sklave
➤ Deutung: er wir… verkauft

Träumer: reiche Person
➤ Deutung: Er wird Opfer einer Intrige werden, weil alles, was aus Gold oder Silber gemacht ist, Intriganten anzieht

Art des Traums
Jemand träumt, ein Kind tanzen zu sehen

Träumer: jede und jeder
➤ Deutung: Das Kind wird taubstumm werden, so dass es seine Wünsche durch Zeichen kundtun muss

Art des Traums
Jemand träumt, in Gegenwart fremder Leute zu tanzen

Träumer: jede und jeder
➤ Deutung: Jemand im Haus wird sterben

äumer: jede und jeder
Deutung: Der Tanzende wird einen großen Skandal erregen

Art des Traums
Jemand träumt, einen seiner Angehörigen tanzen zu sehen

Träumer: ein Gesunder
➤ Deutung: glückliches Vorzeichen

Art des Traums
Jemand träumt, zu Hause im Kreise der Angehörigen zu tanzen, ohne dass eine fremde Person anwesend ist oder zuschaut

Träumer: ein Kranker
➤ Deutung: Er wird wegen der vielen Bewegungen beim Tanz um Sinne und Verstand kommen

Zugleich wurde die Deutung von Träumen zum beliebten Zeitvertreib in den bürgerlichen Salons. Sigmund Freud schrieb 1899 seine *Traumdeutung*, in der er den Traum zum eigentlichen Hüter des Schlafs erhebt. Denn der Traum, so Freud, führe die Erregung des Unbewussten wie ein Ventil ab und ermögliche so den Schlaf des Vorbewussten, das im Wachen diese Kontrollfunktion übernimmt. Gleichzeitig sei er der Königsweg zum Unbewussten der Träumenden: In der Psychoanalyse könnten über die Deutung der Träume die unterdrückten Wünsche und Ängste erkannt und ihres Schreckens beraubt werden.

Freuds Thesen blieben zunächst ohne Echo, die *Traumdeutung* fand kaum Käufer, und ein einflussreicher Schlafexperte wie der Psychiater (und spätere »Rassehygieniker«) Wilhelm Wundt erklärte 1910 auf einer Tagung von Neurologen und Psychiatern, die Psychoanalyse sei »kein Diskussionsthema für eine wissenschaftliche Versammlung«, sondern »Sache der Polizei«.

Wundt irrte bekanntermaßen. Doch die Psychoanalyse blieb nicht der einzige Zugang zum Traum. Auch die Statistiker bemächtigten sich seiner, und er wurde so vermessen und kategorisiert, wie man es zuvor mit Knochen und Organen getan hatte.

1889 wertete Friedrich Heerwagen in Deutschland 406 Fragebögen zu Schlaf und Träumen aus und kam dabei zum Schluss, dass unterschiedliche Berufsgruppen unterschiedlich tief, sprich unterschiedlich gut schliefen: Der Professor, »dessen Existenz eine ungleich behaglichere und sorgenfreiere zu sein pflegt«, schlafe tiefer und traumloser als etwa der Lehrer, »dessen mühevolle Tätigkeit bekannt ist«.

Der US-amerikanische Schlafforscher Calvin Hall, auch bekannt als »Erzempirist der Traumpsychologie«, begann in den

1940er Jahren mit dem Sammeln eines deutlich größeren Traumfundus: über 10 000 Traumprotokolle. Teile davon ordnete er nach Kategorien wie Schauplatz, Figuren, Handlungen und Gefühlen des Träumenden. Die Ergebnisse waren durchaus prosaisch: die häufigsten Schauplätze waren Wohngebäude, gefolgt von Fortbewegungsmitteln, meist Autos. Die Figuren, die im Traum auftauchten, waren zu 43 Prozent Fremde, 37 Prozent waren Freunde oder Bekannte und 19 Prozent Verwandte. Nur ein Prozent der Figuren waren Prominente, was schlüssig ist, da sich die Träume nur äußerst selten mit gegenwärtigen Ereignissen beschäftigen. Bei den Familienangehörigen, die im Traum auftauchten, erschien am häufigsten die Mutter mit 34 Prozent, gefolgt vom Vater mit 27 Prozent.

Auffällig fand Hall, dass Männer doppelt so häufig von Männern träumten wie von Frauen, während Frauen gleich oft von Männern und von Frauen träumten.

Und was passiert in den Träumen? Meist bewegte sich der Träumende fort, sei es gehend, rennend oder reitend – das mag den USA der 50er Jahre geschuldet sein. Anders als man es erwarten würde, ist Schweben oder Fallen eher selten. Zu elf Prozent wurde gesessen, immerhin zu vier Prozent gedacht und zu drei Prozent gestritten.

Was die Interaktion zwischen Träumendem und den anderen Charakteren anbelangt, so war sie in den meisten Fällen feindlich: Hall identifizierte fast viermal mehr feindselige Handlungen – seien sie vom Träumenden oder den anderen Charakteren ausgeführt – als freundliche. Meist waren es körperliche oder sprachliche Angriffe, zum Mord kam es in immerhin zwei Prozent der Träume.

Nicht überraschend ist, dass die Gefühle der Träumenden während des Traums zu 64 Prozent negativ waren: 40 Prozent waren angespannt oder ängstlich, 18 Prozent zornig. Und dennoch betrachtete die Mehrheit ihre Träume positiv: fast 41 Prozent fanden sie angenehm, 23 Prozent brachten ihnen keine Gefühle entgegen und 25 Prozent waren sie unangenehm.

Träume wirken wie Drehbücher, die jemand ausschließlich für uns geschrieben hat, aber Traumforscher haben immer wieder nach den kulturellen Einflüssen auf Träume gefragt. Einige dieser Studien hat der US-Amerikaner G. William Domhoff, Professor für Psychologie und Soziologie, zusammengefasst. Er kam zu dem Ergebnis, dass sich Träume über die Grenzen unterschiedlicher Kulturen hinweg in folgenden – eher deprimierenden – Punkten gleichen: es gibt mehr Aggression als Freundlichkeit in ihnen, mehr Pech als Glück, und die Träumenden sind häufiger Opfer als Aggressor.

In einem Punkt zweifelt Domhoff die erhobenen Daten an: angesichts einer Studie in Japan, bei der die Männer nur zu drei Prozent von sexuellen Träumen berichten (versus zwölf Prozent der US-amerikanischen Träumer), fragt er sich, ob japanische Männer tatsächlich offen über das Thema sprechen würden. Damit benennt er auch eines der Grundprobleme der Traumforschung: Sobald es um mehr als die Messung von Augenbewegungen und Hirnströmen geht, sind die Forscher auf die Berichte der Träumenden angewiesen – sie haben keinen direkten Zugriff auf das Material ihrer Forschung.

Es ist eine Kette des sich Entziehens: Dem Forscher entwischt der Traum des Schlafenden, der wiederum selbst weder Kontrolle über seine Träume noch über seinen Schlaf hat. Und noch entziehen sich die Träume einer eindeutigen Bestimmung ihrer Funktion. Die Bandbreite der Theorien, die gegenwärtig im Umlauf sind, ist erfrischend, wenn man sie als Spur eines weiteren Hakens sieht, den der Traum seinen Verfolgern schlägt. Die Neurophysiologen Martha Koukou und Dietrich Lehmann etwa glauben, dass im Traum Gedächtnisarbeit stattfindet und Träumende Zugang zu Kindheitserinnerungen haben, die ihnen im Wachzustand verschlossen sind. Im Traum werde die alte kindliche Welt mit neuen Informationen in Verbindung gebracht, und damit erfülle er zugleich drei Funktionen: Problemlösung, Gedächtniskonsolidierung und Informationsverarbeitung.

Die Molekularbiologen Francis Crick und Graeme Mitchison sehen im Traum einen Selbstreinigungsversuch des Gehirns, in dem unbrauchbare Informationen aus der Wachzeit entfernt werden. »Wir träumen, um zu vergessen«, so fassen sie den Zweck der Träume zusammen, deren Inhalt nur ein Zufallsprodukt sei, das keinen Aufschluss etwa über die Psyche des Träumenden geben könne.

Und schließlich gibt es den kalifornischen Schlafforscher Matthew Walker, dessen Forschungen erklären könnten, warum die meisten das Träumen als positiv empfinden: dabei, so erklärt Walker, würden negativ erlebte Geschehnisse in einem anderen Hirnzustand noch einmal durchgespielt – und zwar ohne den Angst auslösenden Botenstoff Noradrenalin. So könnten Erinnerungen neu aufbereitet und ihnen die emotionale Schärfe genommen werden.

Träume entlasteten so die Seele, könnte man mit einem Begriff sagen, der in der Neurophysiologie nicht vorhanden ist. Matthew Walker, der zu einer Art Wanderprediger für die Vorzüge des Schlafs geworden ist, sagt, dass man in der Erforschung der Träume erst an der Oberfläche kratze. Noch sind die verschiedenen Theorien zum Traum kaum zu be- oder widerlegen, auch in Zeiten sich ständig verbessernder Möglichkeiten, das schlafende Gehirn zu beobachten. Sicher ist, dass nun auch in den Neurowissenschaften ein neues und verstärktes Interesse an Träumen eingezogen ist. Man liest von ihrer neu erkannten Nützlichkeit und weiß nicht recht, ob man sich darüber freuen soll. Als nützlich empfand man sie auch in den Zeiten, als sie als Botschaft der Götter galten. Die neue Nützlichkeit wirkt kühler, weil sie der Instandhaltung der Maschine Mensch dienen soll, die sich selbst genügt – eine andere Welt taucht da nicht mehr auf.

Mir haben zwei Frauen von Träumen erzählt – einmal direkt und einmal indirekt –, in denen es um den Tod des Mannes ging, den sie liebten. Der Mann der ersten Frau sollte als U-Boot-Soldat im Zweiten Weltkrieg gestorben sein, doch sie konnte die ihr übermittelte Todesnachricht nicht wahrhaben. Bis sie von ihm träumte; einen Traum, in dem er und seine Kameraden mit nassen Kleidern erschienen und er zu ihr sagte: »Dort, wo ich bin, kannst du nicht sein.«

Den anderen Traum hatte der beste Freund eines Mannes, der bei einem Unfall gestorben war – erzählt hat ihn mir seine Witwe. Der Freund hatte den sehr plötzlichen Tod lange nicht verwunden und träumte eines Tages, dass der Tote, der Landwirt gewesen war, ein Schaf schor und dabei zu ihm sagte: »Es geht mir gut, dort, wo ich jetzt bin.«

Diese Träume widerlegen nicht die These von der noradrenalinfrei verlaufenden Restrukturierung des Gedächtnisses. Im Gegenteil, man könnte sie leicht zu ihrer Bekräftigung heranziehen. Warum ihnen nicht eine weitere unbeweisbare Deutung zur Seite stellen, von Friedrich Hebbel, einem Dichter des 19. Jahrhunderts, der viel Anlass gehabt hätte, seine Erinnerungen zu weniger schmerzhaften umzubauen: »Der Traum ist der beste Beweis dafür, dass wir nicht so fest in unsere Haut eingeschlossen sind, als es scheint«.

Guter Schlaf – schlechter Schlaf

Was guter Schlaf ist, ist bemerkenswert strittig. Schlafforscher erleben immer wieder, dass Menschen in ihre Schlaflabore kommen, die in der eigenen Wahrnehmung sehr schlecht schlafen, ohne dass die Messapparate entsprechende Daten lieferten. »Die Schlafstörung wird subjektiv überschätzt«, sagt der Neurowissenschaftler Jan Born. Das liegt unter anderem daran, dass man sich am Morgen an die schlaflosen Episoden erinnert, nicht aber an den Schlaf. Häufig, so schreibt der Schlafwissenschaftler Jürgen Zulley, beurteilten Schläfer ihren Schlaf alleine nach dem Zustand, in dem sie sich beim Aufwachen befinden – der sagt aber nicht notwendigerweise etwas darüber aus, wie sie geschlafen haben.

Die Subjektivität des Urteils ändert jedoch nichts am mangelhaften Wohlbefinden derjenigen, die in der westlichen Welt in die ständig steigende Zahl der Schlaflabore strömen. Wallace B. Mendelson, einer der Präsidenten der US-amerikanischen Gesellschaft für Schlafforschung, hat das so formuliert: »Wenn ein Patient zum Doktor kommt, sagt er nicht: ›Ich komme, weil mein EEG eine ungenügende Zahl von Schlafminuten anzeigt.‹ Er kommt und sagt: ›Ich fühle mich nicht so, als bekäme ich genügend Schlaf. Ich bin müde.‹«

So lange schlafen Tiere

Im Vergleich mit den meisten Tieren schläft der Mensch eher wenig. Im eigenen Haushalt ist die Katze der klare Gewinner. Und wussten Sie, dass eine Taschenmaus mehr als zehnmal so lange schläft wie eine Giraffe?

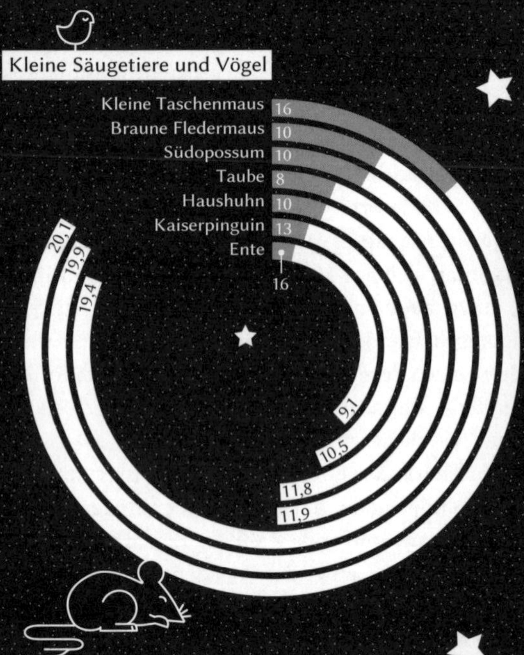

Datengrundlage: New-York-Times-Beilage der Süddeutschen Zeitung vom 21. November 2005

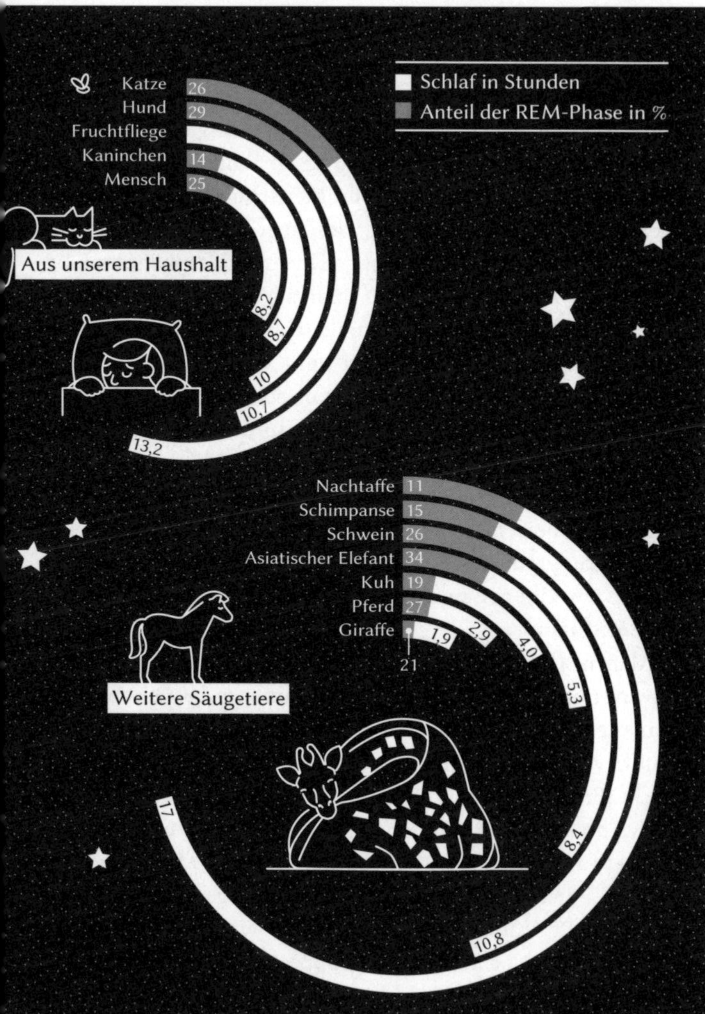

Schlaf in Stunden
Anteil der REM-Phase in %
Katze
Hund
Fruchtfliege
Kaninchen
Mensch
26
29
14
25
8,2
8,7
10
10,7
13,2
Aus unserem Haushalt
Nachtaffe
Schimpanse
Schwein
Asiatischer Elefant
Kuh
Pferd
Giraffe
11
15
26
34
19
27
21
1,9
2,9
4,0
5,3
8,4
10,8
17
Weitere Säugetiere

Schlaf ist einer der verwundbarsten Zustände des Menschen. Man könnte sagen, dass gerade die Verletzlichkeit des Schlafenden zeigt, wie wichtig der Schlaf sein muss – warum sonst sollte man dafür ein so hohes Risiko eingehen?

Bei Herdentieren wachen häufig einzelne Tiere, während die anderen ruhen können. Beim Menschen hat es schon immer Berufsgruppen gegeben, die über den Schlaf anderer wachten. Nach den Ammen ist gleich ein Schlafphänomen benannt: der Ammenschlaf, aus dem die Frauen aufschrecken, sobald sich das Kind rührt. Bemerkenswert ist, dass dabei nicht die Lautstärke, sondern die Art des Geräuschs ausschlaggebend ist. Vertraute Geräusche können sehr laut sein, ohne dass sie die Schlafenden wecken, unvertraute dagegen sehr leise und dennoch zum Aufwachen führen. Dass dieses Muster einer uralten Schutzfunktion dient, zeigt sich auch daran, dass wir leichter bei leise knackenden Geräuschen aufwachen als etwa bei lauterem, aber gleichmäßigem Wind: Das Knacken könnte von einem Bären im Gehölz stammen, ahnt der urzeitliche Rest in uns.

Manchmal finden sich auch heute noch Schlafwächter, unerwartet und aus Überzeugung. In Hamburg, nur ein paar Kilometer von mir entfernt, hat für eine Weile der Türsteher und Security-Mann Horst Kriegel den Schlaf von Flüchtlingen bewacht. Er hat das unentgeltlich getan, und ich glaube, dass es das war, verbunden mit der vagen Faszination des Türstehermilieus für die Journalisten, was ihn zu einem Medienereignis machte. Für Pastor Wilm, der die Flüchtlinge in der Kirchengemeinde St. Pauli aufgenommen hatte, war Kriegel vor allem ein »Idealist«. Nachdem eine Gruppe Burschenschaftler, einschlägig als rechtsnational bekannt, in der Kirche aufgetaucht war, suchte die Gemeinde nach einem Sicherheitsdienst.

»Wir konnten aber keine schwarz gekleideten Sheriffs dorthin setzen«, sagt Sieghard Wilm am Telefon, »damit löst man erst recht ein Unsicherheitsgefühl aus.« Die Gemeinde hörte sich dann um und erfuhr, dass es im Kiez eine sogenannte ›rechte Tür‹ mit den Türstehern aus der Hells-Angels-Szene gibt und eine ›linke Tür‹. Bei der klopfte man an, aber die Männer hatten keine Zeit. »Da kam Hotte«, so sagt Wilm, »brachte einige seiner Freunde mit und verbrachte von da an die Nächte rund um die Kirche.« Hotte Kriegel – auf St. Pauli geboren, 55 Jahre alt, fast zwei Meter groß – war lange Türsteher gewesen, aber auch mal DJ und Herrenanzug-Verkäufer sowie Zuschläger beim Schmied. Freunde aus der Ultra-Fanszene des FC St. Pauli bauten ihm eine Holzhütte als nächtliche Zuflucht. Fragte man Hotte, warum er kam, sagte er: Ich will nicht, dass sich so etwas wie die Brandanschläge von Mölln wiederholen.

Den Flüchtlingen in der Hamburger Kirche ist nichts passiert. Nach einem halben Jahr verließen sie die Gemeinde, und Horst Kriegel hatte einen neuen Namen: »Türsteher Gottes.«

Schlafes Hüter

Was ist mit denen, die davon leben, dass sie den Schlaf anderer hüten? Mit den Altenpflegerinnen, Stewardessen und Schlafwagenschaffnern? Wenn man aus der Distanz über diese Tätigkeiten nachdenkt, hat das Gefälle zwischen Schlafendem und Schlafhüter etwas Anrührendes, weil es auf einem Sich-Anvertrauen beruht. Spricht man mit Schlafwagenschaffnern über ihre Arbeit, lachen sie ein bisschen, wenn man fragt, ob sie sich als Hüter des Schlafs verstehen.

Die Schlafwagenschaffnerin und der Schlafwagenschaffner, mit denen ich sprach, waren beide etwas eigenwillig. Es mag Zufall sein, aber das glaube ich eigentlich nicht. Beide waren auf Seitenwegen zu dem Beruf gekommen: sie gelernte Schlosserin, dann Sozialökonomin und Schlafwagenschaffnerin; er Privatier und nur nebenbei Schlafwagenschaffner, weil es eine Möglichkeit für ihn war, in der Welt herumzukommen. Nach dem zu urteilen, wie sie ihre KollegInnen beschreiben, sind sie mit diesen Lebensentwürfen nicht untypisch: Viele StudentInnen oder abgebrochene StudentInnen wechselten damals beruflich in den Schlafwagen. Es wurde auch ein beliebter Job für LehrerInnen, die nach dem Radikalenerlass in den 1970ern keine Stelle gefunden hatten.

Wenn sie von ihrer Arbeit erzählen, dann erzählen sie von Fahrgästen, die rings um die Schaffnerbank saßen, die es damals noch gab, und wie sie gemeinsam diesen winzigen Dienstraum in eine rollende Bar verwandelten. Sie erzählen von Kollegen, die so betrunken waren, dass man sie im Nachbarabteil hinlegte und den Chefs vormachte, es wären frisch gebackene Väter, um ihre Trunkenheit zu rechtfertigen.

Der Schlaf selbst kommt nicht vor. Er ist eine Leerstelle, und die Schlafenden sind die anderen, die Abwesenden. Sie sind ein stiller Hintergrund, der das Überschwängliche des Feierns umso leuchtender hervortreten lässt.

Den Gedanken, den Schlaf der anderen tatsächlich zu hüten, findet man an einer ganz anderen Stelle: bei den Tuareg, einem Berbervolk in der Sahara und der Sahelzone. Auch bei ihnen spricht man vom Ammenschlaf, denn als Hirten wachen sie bei jedem noch so leisen Geräusch auf, wenn es anzeigt, dass ihre Herde möglicherweise in Gefahr ist. Diese Fähigkeit und die Wehrhaftigkeit, die man ihnen nachsagt, haben sie in den großen nordnigerianischen Städten zu begehrten Nachtwächtern gemacht. Man verlässt sich darauf, dass sie bei Angriffen von Räubern nicht fliehen, denn das entspräche nicht dem Selbstverständnis der Tuareg. Dabei ist die tatsächliche Arbeit meist gar keine kämpferische, sondern ein Wachen und Hüten, Beobachten und geduldiges Warten. Ethnologen, die bei den Tuareg gelebt haben, beschreiben, dass Außenstehende oft gar nicht erkennen, ob ein Wächter gerade arbeitet oder nicht. Vielleicht kocht er Tee, unterhält sich – aber ein Teil seiner Aufmerksamkeit wird immer bei dem sein, was er bewacht.

Wer hütet und wer gehütet wird, verändert sich stetig. Die letzte Amme wurde 1950 in der Schweiz in den Ruhestand verabschiedet, und die Alten wohnen nicht mehr unter einem Dach mit den Jungen. Nun hüten die Eltern selbst oder eine App. Und wer es sich leisten kann, lässt den kindlichen Schlaf von Personal bewachen.

Unbeobachtetes Schlafen und die freie Wahl der Schlafenszeit sind für Kinder ein sehr wichtiger Schritt hin zur Unabhängigkeit – wenn alte Menschen diese Selbständigkeit aufgeben, ist das ein bitterer Moment, im besten Fall begleitet von Erleichterung.

Eine Freundin von mir, Constanze, arbeitet in einem Altenheim. Sie kennt sich aus mit dem Schlafhüten und auch mit dem Sterben, deswegen rufe ich sie an. Sie wohnt in einem kleinen Dorf im Moor, gleich zu Beginn des Telefonats kommt ein Huhn ins Haus und gegen Ende ein geflüchteter junger Mann aus dem Iran, um den sie sich kümmert. Dazwischen erzählt mir Constanze, dass sie ihre Nächte liebt. Diese Nächte, das sind ihre Nachtschichten in einer Pflegestation für Demente.

Seitenblick: Im Flug schlafen

Wie soll man schlafen, wenn man Wochen oder gar Monate in der Luft verbringt, zwischen 30 und 2000 Metern Höhe, meist über dem offenen Meer? Schläft man überhaupt? Und wie kann man sich dabei in der Luft halten? Fregattvögel sind die idealen Tiere, um dieser Frage nachzugehen. Sie verbringen einen Großteil ihres Lebens gleitend in der Luft, während sie nach Nahrung Ausschau halten – im Wasser sind sie unbeholfen, ihr Gefieder ist nicht wasserabweisend, und ihre Füße sind zu klein für Schwimmbewegungen. Anders als Albatrosse können sie sich daher nicht im Wasser ausruhen. Und sie sind mit einer Flügelspannbreite von über zwei Metern kräftig genug, um ohne Beeinträchtigung ein Messgerät tragen zu können.

Ein Team rund um Niels Rattenborg vom Max-Planck-Institut für Ornithologie in Seewiesen ist nach Genovesa aufgebrochen, einer kleinen, unbewohnten Insel des Galápagos-Archipels, und hat dort neben einer Fregattvogelkolonie kampiert. Was ihre Arbeit erleichtert hat: die Vögel haben dort keine natürlichen Feinde, weswegen sie Menschen gegenüber nicht scheu und leicht einzufangen sind. Die Forscher wählten die Weibchen für ihr Vorhaben, denn die sind größer als die männlichen Fregattvögel, und sie kommen zuverlässiger zu den Nestern zurück.

Die Messgeräte haben Gehirnaktivität, Kopfhaltung und Flügelschläge aufgezeichnet, und als die Tiere nach zehn Tagen und rund 3000 geflogenen Kilometern zurückkehrten, war klar: sie können im Flug schlafen. Gelegentlich mit beiden Hirnhälften, meist aber nur mit einer, und zwar derjenigen, die mit dem nicht in Flugrichtung blickenden Auge verbunden ist – das verhindert vermutlich Kollisionen mit Artgenossen.

Meist schlafen die Fregattvögel am frühen Abend, wenn sie bereits Flughöhe gewonnen haben und in ausreichender Thermik fliegen. Den eigenen Flügelschlag brauchen sie dabei kaum, es sind Gleitkünstler, die die Winde ausnutzen, um auf- oder abzusteigen.

Die Zeitspanne, die die Fregattvögel auf dem offenen Meer schlafend verbringen, wertet Rattenborg als Powernap. Es sind innerhalb von 24 Stunden im Schnitt nur 42 Minuten, und am Stück sind es durchschnittlich bloß zwölf Sekunden. Der längste ununterbrochene Schlaf dauerte knapp sechs Minuten. Dabei gibt es sowohl Tiefschlaf- als auch REM-Schlaf-Phasen. Der REM-Schlaf dauert bei Säugetieren, deren Muskeln dann vollständig erschlaffen, bis zu einer Stunde. Bei Vögeln hält er dagegen nur wenige Sekunden an, und ihr Muskeltonus lässt dabei nur in einem Maße nach, das ihnen erlaubt, weiterhin zu stehen oder zu fliegen.

Die Frage nach dem Schlaf bei Vögeln führt zurück zu solchen, die man sich als Kind stellt – danach fatalerweise nicht mehr. Und es ist erfrischend zu sehen, dass die Grundlagenforschung exakt solchen Fragen nachgeht: »Warum fällt ein schlafender Vogel nicht vom Ast?« ist eine solche. Die Ornithologen befassen sich schon seit über 100 Jahren mit dem Sitzmechanismus der Vögel. Lange vertrat man die Ansicht, dass es ein passiver Verschlussmechanismus sei, bei dem durch das Gewicht des sitzenden Vogels die Beinsehnen so gezogen würden, dass sich der Fuß schließt.

Niels Rattenborg glaubt, dass es sich anders verhält: die Vögel balancierten im Schlaf aktiv auf dem geöffneten Fuß. Dafür spräche, dass sowohl Vögel, die das Bewusstsein verlieren, als auch solche, die gerade sterben, von der Stange oder dem Ast, auf dem sie sitzen, herunterfallen. Wäre es ein vollständig passiver Mechanismus, mit dem sie sich hielten, so argumentiert Rattenborg, müssten sie eigentlich sitzen bleiben.

Der Verlust an Muskeltonus, der zu einem kleinen Grad im REM-Schlaf auch bei Vögeln zu bemerken ist, betrifft vor allem die Nackenmuskulatur, nicht aber diejenige, die sie stehen lässt. Der Ornithologe Niels Rattenborg, den das Interesse für den Schlaf packte, als er in den Ferien in einem Schlaflabor jobbte, schlägt nebenbei noch den Bogen zu den Pferden: Den Non-REM-Schlaf können sie stehend verbringen, doch im REM-Schlaf erschlafft ihr Muskeltonus so sehr, dass sie sich hinlegen müssen. Wenn Pferde, die zu unruhig sind oder denen es wegen Verletzungen Schmerzen bereitet, sich hinzulegen, in REM-Schlaf fallen, kann es passieren, dass sie stürzen und sich dabei sogar verletzen.

Die Schlafforschung bei Tieren erinnert an die bei Menschen: es gibt ein paar Puzzlestücke, die zusammenpassen, vor allem aber viele Lücken. Eine dieser Lücken ist die Frage, wie es Tieren gelingt, mit wenig Schlaf auszukommen und dennoch – anders als der Mensch – ihre kognitiven Fähigkeiten zu behalten. Niels Rattenborg hat dazu die amerikanische Dachsammer untersucht. Das ist ein Singvogel, der in den USA lebt und in den Sommermonaten zum Brüten bis an den Polarkreis zieht. Das Wanderverhalten ist genetisch bedingt und zeigt sich auch bei Dachsammern in Gefangenschaft: Zu den Zeiten, in denen sie in Freiheit ihr Brutgebiet aufsuchen oder verlassen würden, werden die Vögel auffallend unruhig. Sie schlafen – obwohl sie sich eben nicht auf die Reise machen können – dann nur ein Drittel der sonst für sie üblichen Zeit. Aber, und das ist das Bemerkenswerte, dieser Schlafmangel scheint ihre kognitiven Fähigkeiten nicht einzuschränken.

Rattenborg und sein Team brachten den Tieren bestimmte Abfolgen, mit dem Schnabel zu picken, bei und untersuchten, wie gut die Tiere das in Zeiten von Schlafmangel beherrschten. Das Ergebnis: in den Zugperioden gelang es den Vögeln genauso gut wie sonst auch. Entzog man ihnen dagegen Schlaf im Winter und Sommer, also zu Zeiten, in denen sie nicht reisten, bewältigten sie die Aufgaben deutlich schlechter. Warum das so ist? Noch weiß es niemand. Bei den Danksagungen am Ende der Arbeit zu den Dachsammern taucht das US-Verteidigungsministerium auf, das das Projekt unterstützt hat. Aber wie es seine Soldaten zugvogelgleich gegen Schlafmangel abhärtet, weiß es noch immer nicht.

Niels Rattenborg bestätigt mir in einer E-Mail noch einmal, dass er – und andere Schlafforscher – Zuwendungen vom Militär bekommen haben. Aber er schreibt, dass das keineswegs die einzige Richtung ist, in der man die Ergebnisse seiner Forschung nutzen kann. Genauso ließe sich mit ihrer Hilfe darüber nachdenken, die Leistung von Helfern bei Katastropheneinsätzen zeitweilig zu optimieren, etwa wenn die Zahl von Ärzten bei einem Einsatz begrenzt sei. Und sie könnte dabei helfen, bessere Behandlungen für bestimmte Schlafstörungen zu finden. Und damit scheint am Rand dieser Arbeit, die nichts weiter will, als das Geheimnis des Fliegens im Schlaf zu lösen, ein Problem fast jeder Grundlagenforschung auf: dass sie in sehr viele Richtungen nutzbar ist und dass diese Richtung von denen, die am Anfang standen, kaum zu beeinflussen ist.

Der Schlaf im Alter, so sagt Constanze, werde schlechter und weniger, die BewohnerInnen wachten auf und suchten nach der Toilette, manche würden von Träumen verfolgt. Aber sie kann sie nicht danach fragen, die Menschen sind zu verwirrt. Eine alte Frau rufe immer wieder nach Hilfe. Wenn Constanze dann zu ihr kommt, hat sie alle Fenster geschlossen, sitzt auf der Bettkante und sagt, es seien Männer im Zimmer. »Wenn ich ihr sage, dass sie nur geträumt hat, habe ich gleich verloren«, meint Constanze. Sie glaubt, dass die Frau einmal vergewaltigt worden ist, aber sie kann sie nicht danach fragen, und ihre Kinder schweigen. »Ich passe auf, dass keine Männer da sind«, sagt Constanze stattdessen und sitzt noch eine Weile bei ihr.

Ein Mann, der so aggressiv war, dass man im Heim nicht mehr mit ihm umgehen konnte, kam in die Psychiatrie. Als er zurückkehrte, »abgeschossen mit Medikamenten«, schlief er nur noch im Sitzen. Er selbst konnte nicht sagen, weshalb er das tat, gemeinsam mit den KollegInnen hat Constanze rekonstruiert, dass er offenbar Angst hatte, wieder – wie in der Psychiatrie – im Liegen fixiert zu werden. Schlaf erfordert ein Minimum an Sicherheitsgefühl. Diejenigen, die über sich selbst bestimmen, spüren das allenfalls in der Luxusvariante. Wenn man etwa im Hotel, also an einem unbekannten Ort, in der ersten Nacht nicht gut schläft.

Die Albträume der alten Menschen sind nicht zu verhindern. Aber in Constanzes Heim arbeiten Menschen, die sich überlegen, was sonst in ihren Möglichkeiten steht. Also lassen sie die Alten schlafen, solange sie schlafen wollen, statt sie zu festen Zeiten zu wecken, wie es in den meisten Häusern der Fall ist. »Der Schlaf ist mir heilig«, sagt Constanze, und man kann sich vorstellen, dass sie ihn energisch verteidigt. Sie hält nichts davon, die Leute nachts zu wecken, damit sie zur Toilette gehen. Wozu hat die Hygieneindustrie Inkontinenzwindeln entwickelt, wenn nicht, um diesen spärlichen, gefährdeten Schlaf zu schützen.

Eigentlich hilft man den SeniorInnen täglich aus dem Bett. Irgendwann aber kommt der Tag, an dem die alten Leute nicht mehr aufstehen möchten. Es gibt dann ein bestimmtes Signal – »lass mich liegen« –, das zu klar ist, um darüber hinwegzugehen. Es ist die Vorbereitung aufs Sterben, eine Vorbereitung, die oft Wochen dauert, sagt Constanze. Aber kurz davor gebe es oft noch ein Aufblühen, einen wachen Blick. »Dann kannst du davon ausgehen, dass es in der Nacht passiert.«

Schlafes Bruder

Dass der Tod Schlafes Bruder sei, ist ein Topos, der so oft wiederholt wurde wie »I am sailing« im Kaufhaus. Aber das nimmt nichts von der Dringlichkeit, mit dem nach dieser Idee gegriffen wird. Platon stellte sich das Totsein bildhaft als Schlaf vor, in welchem der Schlafende nicht einmal einen Traum habe – »so wäre der Tod ein wunderbarer Gewinn«. Ich habe nicht mit vielen Menschen darüber gesprochen, aber diejenigen, mit denen ich es tat, sagten, dass sie gern im Schlaf sterben würden.

Beim Schlaf, wie bei fast allem, sind es die Ränder, die interessant sind, die Übergänge in andere Gefilde, wo es mehrdeutig und unübersichtlich wird. Schlaf, das ist der Zustand, der uns, wenn wir krank sind, zurück ins Leben bringen kann, aber es kann auch der sein, mit dem wir uns allmählich aus dem Leben zurückziehen. Und es ist, auch in dieser Hinsicht, ein ungewisser Zustand. Als ich dem Arzt Ludger Malkowski schreibe und frage, wie er das Verhältnis zwischen Schlaf und Tod beschreiben würde, antwortet er sehr offen, dass die Medizin das nicht wirklich wisse. »Sie gehören irgendwie zusammen«, schreibt er. »Schlaf – Koma – Tod. Die Übergänge sind fließend.«

Er hat Erfahrung mit all diesen Zuständen: Zunächst arbeitete er einige Zeit auf einer Station mit Koma-PatientInnen mit schweren Schädel-Hirn-Verletzungen, jetzt ist er auf einer onkologischen Station. Ludger Malkowski sagt, dass er sich in all den Jahren kaum an einen Menschen erinnern konnte, der wirklich plötzlich starb. Im Gedächtnis ist ihm ein Mann, der, lebensgefährlich verletzt, sehr wache Augen hatte und rief: »Ich muss jetzt gehen, ich gehe jetzt, ich glaube es nicht.« Er sei bis zur letzten Sekunde vollkommen wach gewesen, sagt Malkowski, aber das sei sehr selten.

Wie man stirbt und ob es, wie von den meisten erhofft, im Schlaf geschieht, hängt auch von sehr praktischen Dingen ab, die der Sterbende nicht oder kaum beeinflusst. »Auf der Intensivstation werden Sie kaum im Schlaf sterben können«, sagt Malkowski. Zum einen, weil die Überwachungsapparate früh Alarm schlagen, zum anderen, weil es durch die Geräusche eben dieser Apparate sehr laut ist. Schlaf ist dann leichter möglich, wenn die Patienten durch Medikamente sediert sind.

Das geschieht auf seiner Station häufig, um die Schmerzen der Krebskranken zu lindern. Die Medikamente nehmen den Schmerz, zugleich nehmen sie die Wachheit. Sterben ist dann ein allmähliches Hinübergleiten.

Ich denke an meine Tante, die das Sterben bewusst erleben wollte. Es sei doch etwas Einmaliges und Interessantes, sagte sie, das wolle sie auch erfahren. So, wie ihre Tochter es beschrieb, war ihr Sterben dann beides: ein zunehmendes Schlafen, aber verbunden mit bewussten Momenten. »Leben ist anstrengend, und Sterben ist anstrengend«, hat sie gesagt.

Die meisten Patienten verdrängten den Tod, sagt Ludger Malkowski. Früher habe ihn das irritiert, er habe gedacht, dass man vorbereitet sein solle auf diesen letzten Schritt, der so einmalig ist wie das Geborenwerden. Inzwischen ist er milder. »Wer den nahenden Tod nicht sehen will, der will es nicht«, sagt Malkowski. »Und Verdrängung kann auch eine Hilfe sein.«

Es ist sonderbar, denke ich, wie wenig zeitlos diese scheinbar zeitlosen großen Ereignisse sind: Geburt und Tod. Wir sterben je nach Stand der Medikamentenentwicklung. Früher haben sich die Leute erschossen, um dem Schmerz zu entgehen, sagt Ludger Malkowski. Heute dämmern sie hinweg.

Viele Religionen haben ein anderes Ideal vom Sterben: Nur wenn es einen bewussten Abschied gibt, kann man sich dem Göttlichen nähern. Ein Tod ohne Beichte war für Christen jahrhundertelang eine Katastrophe. Buddhisten wird im Sterben das tibetische Totenbuch vorgelesen, damit sie in eben diesem Moment Befreiung erlangen.

Ob man den Moment des Todes in der Hand hat? Für Ludger Malkowski ist das spekulativ. Was er sieht, sind fließende Übergänge. Vor wenigen Tagen ist eine 97-Jährige auf seiner Station gestorben. Zuvor hatte sie von ihrem Vater erzählt. »Ich will zu ihm«, sagte sie. Ist das Verwirrung? Oder nicht vielmehr ein Kreis, der sich schließt?

Schlechter Schlaf

Ich habe Evgenia Tsanana kennengelernt, als sie bei einem Kunstfestival 2017 das *Büro für öffentliche Entlastung* einrichtete. Im Prospekt des Festivals war kurz beschrieben, was Evgenia dort tat: Man war eingeladen, ihr einen Albtraum zu erzählen, gegenwärtig oder alt, sie zeichnete oder schrieb ihn auf. Danach zeigte sie einem, was sie zu Papier gebracht hatte, und fragte, ob es den Traum richtig wiedergebe. Dann radierte sie ihn aus und gab die Radiergummikrümel in ein Gefäß. Nach ein paar Tagen schloss das Büro, Evgenia nahm das Gefäß mit den Krümeln, ging zu Fuß zum nächsten Fluss oder zum Meer und warf die Krümel dort hinein.

Ich hatte damals wenig Zeit, aber es war mir sehr wichtig, dieses Büro kennenzulernen, deswegen packte ich die Kinder ein und fuhr dorthin. Es war eine karge Box mitten im Trubel des Festivals, zwischen Konzertbühnen und Verkaufsständen. Evgenia saß an einem Tisch, ihr gegenüber ein Stuhl für die Besucher, das war alles. Ihr Äußeres passte zu der schlichten Klarheit ihres Büros: klein und schmal mit kurzem schwarzmelierten Haar, eine dunkle Brille. Sie strahlte für mich etwas Klösterlich-Konzentriertes aus, und als ich sie näher kennenlernte, wurde mir klar, dass sie auch einen großen Sinn für das Phantastische und Exzentrische hat, als wäre sie gelegentlich bei Alice im Wunderland zu Gast. Im Nachhinein denke ich, dass das eine gute Voraussetzung ist, um sich mit Träumen zu befassen, auch mit Albträumen. Man braucht eine Vorstellung von Verletzlichkeit, eine Nähe zum Kindlich-Direkten, dem Bauprinzip der Träume.

Ich habe Evgenia zwei Albträume erzählt, die ich als Kind hatte. Der eine war schlicht: Ich fiel ins Bodenlose. Der andere

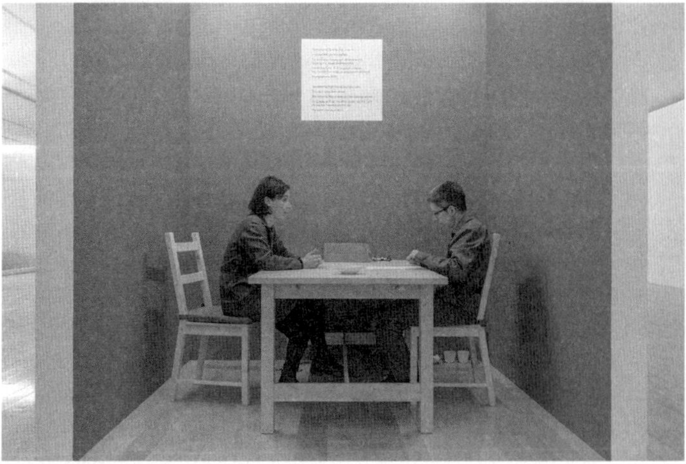

Evgenia Tsanana (r.) mit einer Besucherin im *Büro für öffentliche Entlastung* in Athen

war komplizierter, und während ich ihn erzählte, war ich überrascht, wie gut ich mich trotz meines notorisch schlechten Gedächtnisses an die Beklemmung erinnerte, mit der er verbunden war. Er ging so: Ich traf auf eine Gruppe von Leuten in einer Wohnwagensiedlung, die mich sehr freundlich empfingen. Aber irgendwann erkannte ich, dass sie planten, mich zu töten und zu essen. Ich wollte gehen, aber sie ließen es nicht zu. Sie hinderten mich nicht mit Gewalt, es war nur klar, dass sie es nicht zulassen würden, und ebenso war uns allen klar, warum ich nicht gehen durfte.

Evgenia hat all dies aufgeschrieben, in kurzen, knappen Sätzen. Sie zeigte mir die Notizen, dann hat sie sie sehr sorgfältig ausradiert und die Krümel mit der Hand in ein Gefäß gekehrt.

Ein Jahr später, als ich für dieses Buch darüber nachdachte, was die Verletzlichkeit von Schlafenden ausmacht, rief ich sie an und fragte, ob sie mir etwas über die Art der Albträume erzählen würde, die man ihr mitgeteilt hat.

Wir haben uns dann vor dem Museum getroffen, in dem sie als Aufseherin arbeitet und das nur ein paar Meter entfernt ist von dem Ort, an dem ihr Büro aufgebaut war. Ursprünglich hat Evgenia es in Athen eröffnet, dann auch in Thessaloniki und schließlich in Hamburg Albträume gesammelt: 570 sind es bislang.

Es habe drei Varianten von Träumen gegeben, die bei den Erzählungen ihrer Besucher öfters vorgekommen seien, sagt Evgenia (und hinterher habe ich eine Statistik mit allen Schikanen gelesen, die ungefähr das gleiche ergab, nur dass es deutlich interessanter war, mit Evgenia zu sprechen): Bei der ersten sei der Träumende gefallen, in einem Sturz, den er nicht habe aufhalten können; nahezu jeder sei vor dem Aufprall aufgewacht. Im zweiten Traumtypus wird der Träumende verfolgt und kann nicht entkommen. Er ist hilflos, etwa, weil seine Füße am Boden kleben oder weil er schreien will, aber kein Ton aus seinem Mund kommt.

Und schließlich gibt es einen dritten Typus, der am häufigsten erzählt wurde: der Träumende schläft, es ist dunkel und jemand kommt ins Zimmer. Die Gestalt stellt sich ans Fußende des Bettes, sie ist bedrohlich und flößt dem Träumenden Todesangst ein. Die Träumenden haben diese Gestalt unterschiedlich beschrieben. Die einen sagten, es sei der Tod, bei anderen war es eine dunkel gekleidete Figur, ein Mann mit Hut, der sie ansieht oder sich neben sie setzt. Manche der Träumenden haben Evgenia beschrieben, wie sie versuchten, so zu tun, als ob sie schliefen und die Gestalt nicht bemerkten – wie Kinder, die sich unter dem Tisch verstecken –, und ohne es selbst gehört zu haben, spürt man die grauenhafte Furcht, die sie gepackt haben muss. Manchen sieht die Gestalt direkt in die Augen: sie weiß, dass der Träumende nicht schläft, und sie sagt es ihm durch den Blick. Und sie sagt ihm, dass sie wiederkommen wird.

Es gibt Träumende, die sich dagegen auflehnen. Ein Mädchen hat Evgenia voller Stolz erzählt, dass sie die Gestalt aus dem Fenster geworfen hat. Andere konnten erst Widerstand leisten, nachdem sie sehr oft von der Gestalt geträumt hatten.

»Es hat mich berührt, dass es in den Träumen gemeinsame Symbole, eine gemeinsame Sprache gibt, jenseits von Alter und Geschlecht«, sagt mir Evgenia Tsanana, die keinerlei wissenschaftlichen Anspruch an ihre Beschäftigung mit dem Traum stellt – und doch, so scheint es mir, ganz ohne Statistiken und EEGs sehr Grundlegendes erfasst hat.

Es sind nicht Erwachsene, sondern Kinder, die die meisten Albträume haben – zumindest statistisch gesehen. Zwischen dem sechsten und zehnten Lebensjahr sind gelegentliche Albträume am häufigsten. Warum das so ist? Es gibt keine Forschung dazu. »Die Traumforschung ist ein kleiner Bereich«, sagt Michael Schredl, der wissenschaftliche Leiter des Schlaflabors am Mannheimer Zentralinstitut für Seelische Gesundheit. »Die Albtraumforschung ist noch kleiner«, fährt er fort, »und die Forschung zu kindlichen Albträumen noch einmal kleiner.« Er selbst vermutet, dass die Häufigkeit damit zu tun hat, dass Kinder in diesem Alter erst noch lernen, konstruktiv mit Ängsten umzugehen. Und die noch Jüngeren? Die seien nicht so stark betroffen, weil sie noch kein so großes Repertoire von Dingen und Ereignissen hätten, die Angst einflößen können.

Ich habe eine zweite Erklärung gehört, die mir im Kopf blieb, vielleicht weil sie mich an ein Kinderbuch von Astrid

Lindgren erinnerte, an *Mio, mein Mio* und Mios Kampf gegen Ritter Kato und seine Späher. Die Erklärung stammt von der Kinderkrankenschwester Marion Brinkers, die Eltern Kurse zum Kinderschlaf gibt: Im Alter zwischen sechs und zehn beschäftigten sich die Kinder mit der Unterscheidung zwischen Gut und Böse. Kein Wunder, dass ihre Träume dann von den verschiedensten Verkörperungen des Bösen – Monstern, Drachen – bevölkert seien, die gegen das Gute kämpften.

Es gibt äußere Faktoren, die Albträume begünstigen: Stress, aber auch Krankheiten wie Depression, Schizophrenie und Angststörungen. Eine Neigung dazu scheint aber auch genetisch bedingt zu sein. Wer »dünne Grenzen hat«, ein hohes Maß an Empfindsamkeit und Verletzlichkeit, wird eher zu Albträumen neigen. Dabei ist die Verbindung indirekt: Menschen, die einerseits mit Phantasie und Kreativität gesegnet sind, haben oft schlechte Strategien zur Stressbewältigung – und das wiederum kann Albträume begünstigen. Und, so sehr es nach Klischee riecht: Menschen in sozialen oder künstlerischen Berufen haben eher Albträume als solche in technischen oder kaufmännischen.

Viele der Menschen, die in Evgenias Büro kamen, träumten von Toten. Die Färbung dieser Träume war sehr unterschiedlich: beklemmend, weil man den Toten etwas schuldig war oder, umgekehrt, sie einem selbst; manchmal freudig, weil es den Toten im Traum gut ging; untröstlich, weil ihr Tod einen Schmerz hinterließ, mit dem man kaum leben konnte. Eine Frau erzählte von ihrem kleinen Hund, im Traum war er in ihrer Hand gestorben. Sie sagte, dass auch ein totes Kind in diesem Traum aufgetaucht war. Dann wurde ihre Stimme leiser: »Ich hatte einen Sohn«, sagte sie zu Evgenia.

Manche der Träumenden hatten Angst, dass die Toten sie holen kommen würden. »Ich würde mich freuen«, sagt Evgenia, die sich sonst jeglicher Wertung enthält. »Ich würde mich freuen, wenn sie wieder da wären, selbst wenn sie mich holen würden.« Sie hatte mir in einem Gespräch von ihren Eltern erzählt, einem griechisch-orthodoxen Theologenpaar, das seine Tochter so eigensinnig sein ließ, wie sie war, und das in einer Gesellschaft, die keinen Sinn für Außenseiter hatte. Man trifft heutzutage oft auf Menschen, die mit Enthusiasmus von ihren Kindern sprechen, aber deutlich seltener auf solche, bei denen diese begeisterte Liebe mitschwingt, wenn sie von ihren Eltern erzählen. Bei Evgenia war es so.

Während ich meine Notizen dieses Gesprächs durchsehe, denke ich an das, was mir der Arzt Ludger Malkowski erzählt hat: dass eine seiner Patientinnen während einer langen Reanimation ein Nahtoderlebnis hatte. Sie sah ihre Schwester und Mutter, beide bereits gestorben, die ihr sagten: »Komm zu uns.« »Ich muss noch zurück zu meinen Kindern«, antwortete sie ihnen. Und blieb am Leben.

Träume sind unserer Kontrolle entzogen, und das spürt man am eindrücklichsten, wenn sie nicht nur die Gesetze der Schwerkraft aufheben, sondern auch die Grenze zwischen Leben und Tod. Hamlet, Shakespeares ratloser Prinz, beschreibt dieses Ausgeliefertsein so: »O Gott, ich könnte in eine Nussschale eingesperrt sein und mich für einen König von unermesslichem Gebiete halten, wenn nur meine bösen Träume nicht wären.«

In der International Classification of Sleep Disorders (ICSD) tauchen Albträume unter Punkt ICD-10: F51.5 auf – als furchterregende Träume im REM-Schlaf, die zum Aufwachen führen. Rund fünf Prozent der Erwachsenen in Deutschland leiden darunter. Als Gegenmittel setzt man nicht auf Medikamente, sondern auf Verhaltensstrategien: Sei es, dass die Patienten durch luzides Träumen die Träume erst gar nicht zu Albträumen werden lassen, sei es, dass sie ihnen tagsüber ein neues Drehbuch geben, das sie so oft für sich wiederholen, bis es sich in den Schlaf fortsetzt. Bei Studien zum Erfolg der sogenannten »Rehearsal«-Methode halbierte sich die Zahl der Albträume bei den TeilnehmerInnen.

Albträume zu haben, wird nicht länger als unausweichliches Schicksal verstanden. Aber nicht jeder möchte sich von ihnen befreien. In Evgenias *Büro für öffentliche Entlastung* erzählte eine Frau von ihrem toten Sohn, von dem sie sich im Traum verfolgt fühlte. Aber als Evgenia sie fragte, ob sie die Aufzeichnung ausradieren solle, sagte die Mutter: »Nein, ich will ihn doch wiedersehen.«

Ich glaube, dass das das Faszinierende des Traums das Überwinden von Grenzen ist, die im Wachzustand unverrückbar sind. Im Traum können wir die Toten erreichen.

Nachtschreck und Schlafwandeln

Vor ein paar Jahren wachte meine Tochter in der Nacht auf, sie war drei Jahre alt, und weinte, wie ich es noch nicht bei ihr erlebt hatte. Sie rief nach mir, ich nahm sie auf den Arm, aber es war so, als läge sie weiter ungetröstet im Bett; sie schrie immer weiter nach mir. »Ich bin da, ich bin doch da«, rief ich, aber sie schien mich nicht zu hören. Es dauerte lange, bis sie sich beruhigte und von außen war nicht zu erkennen, was sie schließlich tröstete. Ich habe das weder zuvor noch danach erlebt: mit jemandem zu sprechen, ihn zu berühren, ohne ein Anzeichen, ob ich gehört oder gesehen werde.

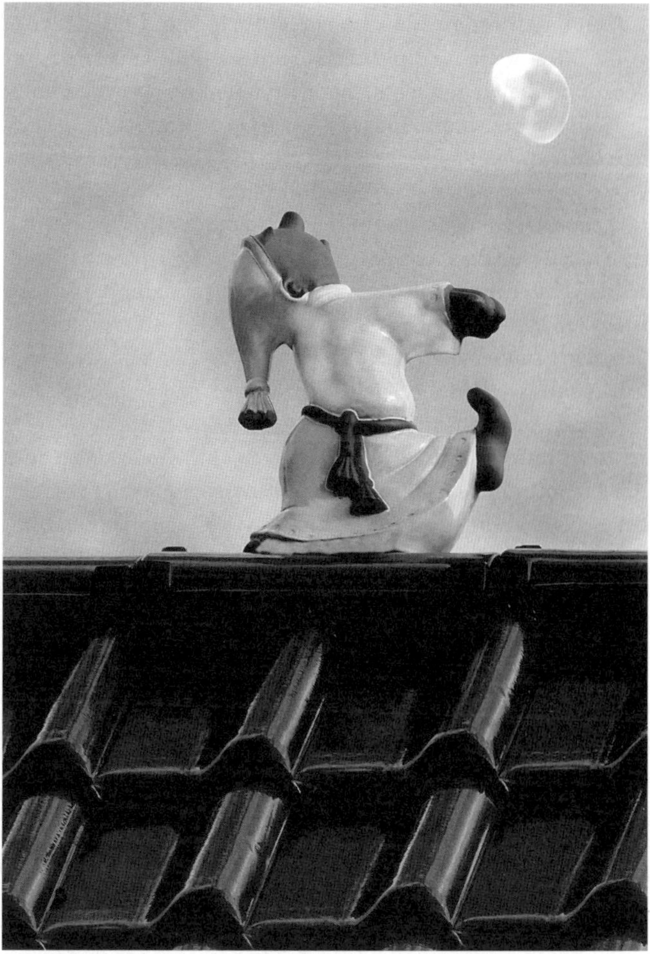

Die Vorstellungen von Schlafwandlern sind oft eher pittoresk als realistisch.

Beim nächsten Arztbesuch erzählte ich dem Kinderarzt davon. »Das war ein Nachtschreck«, sagte er, ohne lange nachfragen zu müssen. Die Fachbücher definieren ihn als wiederholte Episoden plötzlichen Hochschreckens aus dem Schlaf, beginnend mit einem Panikschrei und starker vegetativer Erregung. Diese Nicht-wirklich-Aufgewachten sind kaum zu beruhigen, sie haben keine oder eine nur sehr bruchstückhafte Erinnerung an einen Traum und das gesamte Geschehen. Wer zum Nachtschreck neigt, neigt oft auch zum Schlafwandeln. Beides tun vor allem Kinder, weil das sich entwickelnde Gehirn empfindlicher gegenüber dem unvollständigen Aufwachen ist. Doch ganz genau weiß es die Schlafforschung nicht.

Schlafwandeln ist bei Erwachsenen so selten wie der Nachtschreck: unter ein Prozent haben gelegentlich damit zu tun. Bei Kindern sind es 20 Prozent. Und doch oder gerade deshalb: der Schlafwandler oder die Schlafwandlerin sind äußerst beliebte Motive für mehr oder minder schaurige Literatur und Kunst. Es ist ein faszinierender Zustand der Unerreichbarkeit eines Menschen, der neben einem steht und sich zugleich in einer vollständig fremden, eigenen Welt bewegt.

Schlafwandeln, das bedeutet zugleich wach zu sein und zu schlafen. Schlafwandler haben geöffnete Augen, sie sehen ihre Umgebung – aber nicht bewusst. Deshalb bewegen sie sich auch nur in gewohnter Umgebung sicher; die sprichwörtlich gewordene ›schlafwandlerische Sicherheit‹ ist bloß ein Mythos, viele Schlafwandler verletzen sich bei ihren Gängen. Der Teil des Gehirns, der für Bewegung zuständig ist, ist wach – normalerweise ist er im Schlaf über den Botenstoff GABA blockiert. Inaktiv ist bei Schlafwandlern jedoch der Teil des Gehirns, der Wachbewusstsein und Wahrnehmung steuert. Ebenso inaktiv ist der Kortex, der fürs Denken und bewusste Bewegung zuständig ist, deshalb werden die Bewegungen von Schlafwandlern von anderen Teilen des Gehirns kontrolliert und sind weitgehend reflexartig.

Jürgen Hoppe ist Schlafmediziner in Hamburg, lebhaft, weißhaarig und fasziniert von seinem Forschungsgegenstand. Er berät in seiner Praxis Patientinnen und Patienten, für die das Schlafwandeln oder andere Parasomnien zum Problem geworden sind. Er zeigt mir das YouTube-Video eines Mannes mit einer REM-Schlafverhaltensstörung. Es ist sonderbar intim, diesen Menschen im Schlafanzug im kargen Bett eines Schlaflabors zu sehen. Der Mann richtet sich unvermittelt auf und beginnt, heftig auf die andere Bettseite einzuschlagen. Den Ärzten sagte er hinterher, er habe seine Frau vor Einbrechern beschützen wollen. Hoppe erzählt von einer anderen Patientin, einer Krankenschwester, die schlafwandelnd ihren Mann zu reanimieren versuchte, weil sie sich bei der Arbeit wähnte, oder nachts um drei ihre Kinder anzog, ihnen Frühstück machte und sie zur Schule schickte.

Was treibt Schlafwandlerinnern und Schlafwandler um? »Es können innere und äußere Reize sein, die das Schlafwandeln auslösen«, sagt Hoppe: ein lautes Geräusch, aber auch bruchstückhafte Träume, Ängste oder die Atemstörungen, die mit einer Schlafapnoe einhergehen. Eine Zeitlang glaubte man, dass Träume nur in der REM-Schlaf-Verhaltensstörung ausagiert werden. Inzwischen zieht man die Grenzen weniger rigide. Jürgen Hoppe erinnert sich an einen Patienten, der träumte, ein Bus breche durch die Wand des Schlafzimmers und rase auf ihn zu. Schlafwandelnd sprang er aus dem Bett und lief in Panik gegen eine Glastür, an deren splitterndem Glas er sich schwer verletzte.

Was das eingeschränkte Bewusstsein von Schlafwandlern

juristisch zu bedeuten hat und vor allem, wann es wirklich vorliegt, hat für erbitterte Diskussionen gesorgt. Es hat Mordfälle gegeben, bei denen sich die mutmaßlichen Täter oder Täterinnen darauf beriefen, schlafwandelnd gehandelt zu haben – und somit nicht schuldfähig zu sein. In einigen Fällen hat das Gericht sie tatsächlich freigesprochen. 1887 überführte sich der französische Polizist Robert Ledru selbst des Mordes, da die Kugel aus seiner Waffe stammte und seine Fußspuren am Tatort zu finden waren. Er konnte sich den Mord an dem ihm unbekannten Opfer nur durch Schlafwandeln erklären – das sah auch das Gericht so, das ihn jedoch bis an sein Lebensende unter Aufsicht stellte. Ähnlich dramatisch war der Fall des 23-jährigen Kanadiers Kenneth Parks, der 1987 nachts 23 Kilometer mit dem Auto zum Haus seiner Schwiegereltern fuhr und dort seine Schwiegermutter mit einem Brecheisen erschlug. Da er sich darauf berief, die Tat schlafwandelnd begangen zu haben, ließ das Gericht ein schlafmedizinisches Gutachten erstellen. Das EEG zeigte einige anormale Gehirnaktivitäten während des Tiefschlafs und Abschnitte unvollständigen Aufwachens. Dieses Ergebnis in Verbindung mit der Tatsache, dass Parks trotz einiger Verletzungen keine Schmerzempfindung zu haben schien, als er sich nach der Tat bei der Polizei meldete, überzeugte das Gericht: Parks wurde freigesprochen, da er in einem quasi automatischen Zustand ohne freien Willen gehandelt habe. Und da dieser Zustand nicht von einer Geisteskrankheit herrührte, wurde er nicht in eine Klinik eingewiesen, sondern verließ das Gericht als freier Mann.

Das Urteil war heftig umstritten. Berit Brogaard, Philosophin mit dem Schwerpunkt kognitive Neurowissenschaften an der Universität von Miami, und ihr Mitarbeiter Kristian

Marlow haben sich in einem langen Aufsatz mit dem Fall von Parks beschäftigt. Sie glauben, dass seine Handlungen eben nicht automatisch waren und er nicht kontinuierlich schlafwandelte. Dagegen spräche etwa seine lange Autofahrt, seine Orientierung im Haus der Schwiegereltern und seine Erinnerung an die Schreie der Kinder im oberen Stockwerk und an das »traurige« Gesicht seiner Schwiegermutter.

Brogaard und Marlow schlagen einen großen Bogen. Sie beschreiben Experimente, die zeigen, dass den wachen Testpersonen nicht bewusst war, weshalb sie bestimmte Handlungen ausführten. Umgekehrt, so argumentieren die beiden, müsse man fragen, ob Schlafwandler, die während dieser Phase ein gewisses Maß an Bewusstsein hätten, sich nicht nur graduell von wachen Menschen unterschieden. Dann könne man sie aber nie komplett freisprechen.

Das Revisionsgericht sah den Fall anders und sprach Kenneth Parks auch im zweiten Anlauf frei.

Kein Schlaf – Schlafentzug als Wettbewerb, Folter und Heilmethode

Die Frage, wie lange man ohne Schlaf auskommen kann und was passiert, wenn man kaum schläft, hat schon immer sehr verschiedene Menschen aus sehr unterschiedlichen Gründen interessiert: Junge Männer haben darin eine sportliche Herausforderung gesehen; Forscherinnen hoffen, *ex negativo* zu verstehen, wozu Schlaf dient. Und, die dunkelste Seite: Folterer in der ganzen Welt halten ihre Opfer wach, weil sie Schlafentzug für eine der effizientesten Möglichkeiten halten, um Gefangene zu Aussagen zu zwingen.

In den USA der 1950er Jahre konnte man all diese Formen des Schlafentzugs teils direkt, teils indirekt beobachten. Unter

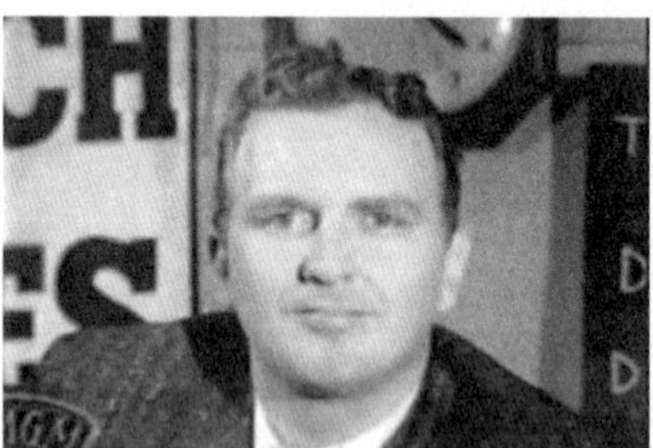

DJ Peter Tripp zu Beginn seines Rekordversuches

Radio-DJs verbreitete sich damals ein Wettstreit, wer am längsten ohne Pause vor dem Mikrofon aushielt. Bekannt wurden diese Marathon-Moderationen als *wake-a-thons*, die unter reger Anteilnahme der Medien stattfanden. Zum berühmtesten Wake-a-thon wurde der des DJs Peter Tripp, der 1959 ganze 201 Stunden am Stück dem Schlaf widerstand. Es war ein für jedermann sichtbares Wachbleiben, denn Tripp verbrachte den Marathon mitten auf dem Times Square in New York in einer gläsernen Box, die sonst für Rekrutierungsaktionen der Army benutzt wurde.

Das Ganze diente einer Benefizaktion, Peter Tripp stolperte aber im Anschluss darüber, dass er Bestechungsgelder dafür angenommen hatte, bestimmte Platten in seiner Sendung zu spielen. Wer außerdem ganz sicher von Tripps Wake-a-thon profitierte, war die Schlafforschung. Hier bot sich die Gelegenheit, unmittelbar die Folgen langen Schlafentzugs zu studieren.

Die ersten größeren systematischen Versuche mit Schlafentzug hatte die US-Armee 1942 in Auftrag gegeben: in vier Jahren wurden die Folgen an fast 600 Freiwilligen der Marine und Ersatzdienstleistenden untersucht. Kein Wunder, dass ausgerechnet die Armee Auftraggeberin war. Sie hatte selbstverständlich ein Interesse daran, Menschen in ihrem Dienst zu haben, die trotz Schlafmangels einsatzfähig waren. Zudem waren die Erfahrungen des Zweiten Weltkriegs einschneidend: Seit Soldaten an der Front schwere Schlafprobleme entwickelt hatten, waren Schlafstörungen auch ein Thema für das Militär. Einige der Soldaten waren auch psychisch erkrankt, und man versprach sich teils durch Schlafentzug, teils durch einen medikamentös herbeigeführten Heilschlaf möglichst schnelle Abhilfe.

Dass die Schlafforscher des Militärs über Hunderte von Freiwilligen für ihre Untersuchungen verfügten, war nicht selbstverständlich. Gut 25 Jahre zuvor hatte die englische Psychologin May Smith noch am eigenen Körper untersucht, welche Folgen Schlafentzug für die mentale Gesundheit hat. Auch ihre Forschung hatte praktische Gründe: 1916, mitten im Ersten Weltkrieg, musste die Kriegswirtschaft 24 Stunden ohne Pause in Gang gehalten werden, Frauen und Kinder arbeiteten auch nachts in den Fabriken. Mae Smith muss eine beeindruckende Frau gewesen sein: Als Frau und als Tochter eines Metalldrehers war sie im elitären Oxford doppelt fremd.

Die meisten dieser frühen Versuche beschäftigen sich mit der Frage, wie lange der schlaflose Mensch Kontrolle über seinen Kopf und Körper behält. Verschlafene Zeit galt als verschwendet und unproduktiv, und die Aussicht, das Schlafbedürfnis manipulieren zu können, war für Arbeitgeber und Regierungen aller Art reizvoll. Daran hat sich wenig geändert – das US-Militär bezuschusst noch immer Forschungsprojekte, von denen es sich Aufschluss darüber verspricht, wie Soldaten ihren Schlaf reduzieren könnten.

In den 1920er Jahren waren Experimente zum Schlafentzug noch selten: die wenigen ForscherInnen, die sich – meist am eigenen Leib – damit befassten, kamen alle zu den gleichen Ergebnissen: Die organischen Werte wie Blutdruck, Puls und Körpertemperatur veränderten sich nicht, der Körper steckte die Schlaflosigkeit gut weg. Auch die Ergebnisse bei Denkaufgaben, die in kurzer Zeit zu bewältigen waren, blieben gleich. Was sich veränderte, war der Zustand der Psyche und des Verstandes: die Stimmung der Versuchspersonen schwankte zwischen Niedergeschlagenheit und Euphorie, sie wurden nervös und unruhig. Es wurde ihnen nahezu unmöglich, nicht einzuschlafen, und sie fielen in schlaf- und traumähnliche Zustände, die sie kaum kontrollieren konnten. Trotzdem nahm man in der Öffentlichkeit die Experimente als Beleg dafür, dass man das Schlafbedürfnis kontrollieren kann: Schlafentzug über Tage machte zwar krank – aber da die Forscher sich danach rasch erholten, erschien das Ganze als Vorgang ohne dramatische Konsequenzen.

Kein Wunder, dass sich der DJ Peter Tripp trotz der Warnung zweier Psychologen in einen Wach-Marathon stürzte. Und das geschah, anders als etwa bei der Wissenschaftlerin Mae Smith, nicht in der Abgeschiedenheit von Schlafzimmer und Universität, sondern im Rampenlicht: Die Fotos von Tripp in der gläsernen Box auf dem Times Square erschienen im *Life*-Magazin, die *New York Times* berichtete. Doch seine Erfahrungen waren ungleich dramatischer als die Smiths: Nach fünf Tagen litt er unter heftigen Halluzinationen, sah krabbelnde Würmer auf dem Anzug eines Arztes, der ihn betreute, und sich selbst von Hasen umgeben. Einfache Rechenaufgaben, die ihn zuvor keine Mühe gekostet hatten, bedeuteten nun eine unglaubliche Anstrengung – und eben das beängstigte ihn.

Auf seine Ärzte machte er den Eindruck »eines blinden Tieres, das versucht, seinen Weg durch einen Irrgarten zu finden«. Dramatischer noch: Tripp entwickelte zunehmend Schizophrenie-ähnliche Symptome, er fühlte sich verfolgt und hielt seine Ärzte für Agenten. Bemerkenswerterweise konnte er seine Sendung aber bis zum Schluss moderieren, was nicht nur am Ritalin gelegen haben kann, das man ihm verabreichte. Dass Tripp überhaupt so lange wach bleiben konnte – bisherige Experimente mit Schlafentzug hatten gerade mal halb so lang gedauert – erklärten sich die Forscher damit, dass er unbemerkt in winzige Mikroschläfe fiel. Angesichts von Tripps schweren psychischen Störungen beschäftigte sie aber noch eine andere Frage: Führt ein so langer Schlafentzug notwendigerweise zu Psychosen?

Der Schlafforscher und Psychiater Louis Jolyon West untersuchte mehrere der DJs, die sich Wach-Marathons unterzogen, und kam zu dem Schluss, dass nur diejenigen, die bereits zuvor psychische Probleme hatten, bei Schlafentzug echte Psychosen entwickelten.

Tripp war während des Schlafverzichts unter der Obhut der Crème de la Crème der Schlafforschung gewesen, und so erstaunlich es angesichts des großen Aufwands erscheint: auch wissenschaftlich erwies sich Tripps Wake-a-thon letztendlich als Enttäuschung. Die Daten, die die Forscher dabei sammelten, erwiesen sich als so lückenhaft, dass sie nie veröffentlicht wurden.

Und schließlich: sein Rekord erwies sich als sehr kurzlebig. Schon 1963 überholte ihn der 17-jährige Schüler Randy Gardner, der 264 Stunden lang wach blieb. Gardner gehörte zu jenem Typus Mensch, der von Extremen nicht nur theoretisch fasziniert ist, sondern sie auch praktisch ausprobiert; der Dinge tut, weil andere ihm sagen, dass sie nicht möglich seien. Anders als Peter Tripp wollte er damit nicht seine Karriere ankurbeln, Gardner betrachtete seinen Wach-Marathon als Beitrag zum örtlichen Schulwettbewerb, dem Science Fair in San Diego.

Auch ihn begleiteten Medien ebenso wie Mediziner – bezeichnenderweise auch solche der U. S. Navy, die bei ihrer Suche nach dem möglichst lange leistungsfähigen Soldaten Konkurrenz witterten: 1959 war in der *New York Times* ein Artikel erschienen, dem zufolge sowjetische Wissenschaftler ein Szenario des 21. Jahrhunderts entworfen hatten, in dem die Menschen nur noch ein oder zwei Stunden pro Nacht schliefen.

Eines unterschied Gardners Marathon von dem Tripps: seine Eltern und zwei Freunde standen ihm immer zur Seite. In dieser Begleitung sahen die Schlafforscher einen der Gründe, weshalb Gardner zwar Stimmungsschwankungen, Sprachprobleme und Halluzinationen, aber keinerlei Anzeichen einer beginnenden Psychose zeigte. So verunsichernd Schlafentzug wirkt – vertraute Menschen können die Folgen mildern.

Fast 50 Jahre später traf ein Journalist der *New York Times* Randy Gardner und fragte ihn, wie es sei, berühmt zu sein für etwas, das man als Teenager getan hat – so als sei alles Nachfolgende nicht von Bedeutung. Manchmal sei es ärgerlich, antwortete Gardner, aber dennoch: er sei stolz auf den Rekord. Wobei es gar nicht so sehr die US-amerikanische Öffentlichkeit sei, die ihn feiere – groß herausgekommen sei er in Japan.

Randy Gardner wird für immer offiziell der Rekordhalter bleiben, auch wenn inzwischen andere länger ohne Schlaf ausgekommen sind. Denn das *Guinness Buch der Rekorde* hat die Disziplin des Wachbleibens inzwischen als potentiell gesundheitsgefährdend aufgegeben.

Aber das Gespräch endete nicht mit dem Triumph, sondern mit einem Scheitern: Er schlafe inzwischen schlecht, erzählte Gardner dem Journalisten, nachts um drei wache er auf, schlage Türen zu und schreie vor Ärger. Und dann beugten der frühere Wach-Rekordler und der Journalist, der auch zu denen gehört, die nachts schlaflos liegen, gemeinsam ihr Haupt in sprachlosem Kummer.

Was ist geblieben von den Experimenten mit der Schlaflosigkeit, dem Wettstreit, wer sie am längsten aushält? Die Historikerin Hannah Ahlheim, die die Versuche, den Schlaf zu kontrollieren, genau nachgezeichnet hat, glaubt, dass es ein zwiespältiges Fazit ist. Die Schlafforscher mussten erkennen, dass es keine klare Grenze zwischen Schlaf und Nicht-Schlaf gibt, sondern fließende Übergänge. Die Öffentlichkeit, die den verkabelten Randy Gardner in der Klinik von San Diego sah, musste einerseits den Eindruck gewinnen, dass das Leben ohne Schlaf handhabbar sei. Schließlich waren die allermeisten, die sich den Wach-Marathons aussetzten, nach einem längeren Erholungsschlaf wieder im Besitz ihrer alten Kräfte. Auch das Interesse, die Schlafdauer zu begrenzen, blieb. William Dement, einer der Schlafforscher, die den Zusammenbruch von Peter Tripp verfolgt hatten, stellte Jahrzehnte später noch mal die alte Frage, nur ein wenig verändert: Ließe sich die Wachperiode, nur durch kurze Mikroschlafepisoden unterbrochen, ins Unendliche verlängern? Bis heute finanziert das US-Militär Studien, von denen es sich ein Herauszögern des Schlafs verspricht. Und doch waren die Bilder der Halluzinierenden, die die Kontrolle über ihre Gefühle, ihre Wahrnehmung, ihren Verstand verloren hatten, erschreckend: Der zu lange nicht schlafende Mensch ist nicht mehr Herr seiner selbst.

Schlafentzug als Folter

Genau diese Tatsache hat Schlafentzug zu einer immer wieder praktizierten Foltermethode gemacht. Unter den Römern war sie als *tormentum vigiliae*, also als Wachfolter bekannt, im Mittelalter als Folter der Schlaflosigkeit, *tormentum insomniae*. Die Wirksamkeit der Methode wie auch die Fragwürdigkeit der so erzielten Geständnisse – aber bei welcher Folter ließe sich ernsthaft von glaubwürdigen Aussagen sprechen – ist belegt. 1930 stellte eine US-amerikanische Anwaltskammer fest: »Mindestens seit 1500 ist bekannt, dass Schlafentzug die effizienteste Folter ist und zuverlässig jedes gewünschte Geständnis liefert.« Vor allem in den Prozessen gegen mutmaßliche Hexen und Zauberer setzte man auf Schlafentzug. Angeklagte wurden tage- und nächtelang am Schlaf gehindert – in der Vorstellung, dadurch die für die Verurteilung notwendigen Geständnisse zu erzwingen und die vermeintlichen Dämonen auszutreiben. Die Halluzinationen der so Gepeinigten fügten sich fatal in die Konstruktionen von Teufelspakt und magischen Kräften, die man den Angeklagten vorwarf.

Die Hexenverfolgung ist aus Europa verschwunden, aber andernorts ist sie vereinzelt noch zu finden und mit Schlafentzug wird weiterhin gefoltert. Ein Vorzug dieser Methode ist in den Augen der Folterer ihre äußerliche Spurlosigkeit, sie gehört zu den Praktiken der sogenannten ›Weißen Folter‹, deren Anwendung schwer nachzuweisen ist.

Das spielte eine entscheidende Rolle in der Diskussion um die US-Soldaten, die in den 1950er Jahren als Kriegsgefangene in Nordkorea in den Augen der amerikanischen Öffentlichkeit zu wenig Widerstand gezeigt hatten. In Brandbriefen wurde angeprangert, dass nicht nur die hohe Sterberate von 40 Prozent, sondern auch die 30 Prozent der Überlebenden, die mit den Chinesen und Koreanern in irgendeiner Form kollaborierten, einen dramatischen Mangel an Widerstandskraft belegten.

Dem widersprach der US-Psychiater Louis Jolyon West energisch. West, der schon den dauerwachen DJ Peter Tripp untersucht hatte, gehört ganz sicher zu den charismatischen Figuren in der Schlafforschung. Er kämpfte gegen die Todesstrafe, unterstützte die Bürgerrechtsbewegung, begutachtete die Kaufhauserbin Patty Hearst, die sich ihren linksradikalen Entführern angeschlossen zu haben schien, und plante in den 70er Jahren das weltweit erste Zentrum, das über zwischenmenschliche Gewalt forschen sollte.

West interessierte sich in seiner Arbeit für diejenigen, die an die Grenzen menschlicher Erfahrungen gelangten, und dazu passte es, dass er sich mit Piloten der U.S. Air Force beschäftigte, die in koreanische Kriegsgefangenschaft geraten waren. Die amerikanische Öffentlichkeit war stark beunruhigt darüber, dass dort so viele amerikanische Soldaten kollaboriert und – falsche – Geständnisse gemacht hatten. Dies sei ein Zeichen, so deuteten es konservative Kritiker, für eine Schwächung des amerikanischen Charakters. Andere fürchteten, dass die kommunistischen Regimes neue Substanzen und Techniken zur Gehirnwäsche gefunden hätten. West war Teil einer Arbeitsgruppe, die erklärten sollte, warum 36 von 59 gefangenen US-Piloten mit den Koreanern und Chinesen kooperiert hatten.

West ergriff eindeutig Partei. Zum einen hinterfragte er die Zahlen, die zur Kooperation kursierten: Drei von fünf Piloten sollten unter Druck fälschlich bekannt haben, die Amerikaner hätten einen Krieg mit bakteriologischen Waffen geführt. Dabei müsse man aber berücksichtigen, so West, dass es eine große Bandbreite von Reaktionen gegeben habe: von keinerlei Kooperation bis hin zu vollständiger. Und ebenso wichtig: Die Gefangenen seien Folter ausgesetzt worden. »Was wir fanden, ermöglichte es uns, Drogen, Hypnose oder andere mysteriöse Trickserei auszuschließen«, sagte der Psychiater in einem Interview. »Es war lediglich eine einzige Methode, die man nutzte, um unsere Männer zu irritieren, zu verwirren und zu foltern, bis sie bereit waren, irgendetwas zu gestehen. Diese Methode war langer, chronischer Schlafentzug.« Dieser habe in Kombination mit der konstanten Furcht vor und völliger Abhängigkeit vom koreanischen und chinesischen Militär zu erstaunlichen und relativ lang andauernden Persönlichkeitsveränderungen geführt.

Auch dank West blieb den Piloten eine Anklage vor dem Kriegsgericht erspart.

Im Nachruf auf ihn in der *New York Times* heißt es, dass seine Arbeit die Verletzlichkeit von Menschen im Allgemeinen gezeigt habe. In der amerikanischen Öffentlichkeit der 50er und 60er Jahre wird die Wehrlosigkeit der schlaflosen Soldaten hingegen eher als Schwäche gedeutet. Und West, der immer wieder darauf verwiesen hatte, dass nur ein sehr kleiner Anteil (nämlich elf von 5000 US-Soldaten, die in koreanisch-chinesische Kriegsgefangenschaft geraten waren) tatsächlich wegen erheblichen Fehlverhaltens verurteilt wurde, schreibt 1964 einen Aufsatz mit dem Titel: »Psychiatric aspects of training for honorable survival as a prisoner of war« (›Psychiatrische Aspekte des Trainings für ein ehrenwertes Überleben als Kriegsgefangener‹). Darin kommt West zu dem Schluss, dass Soldaten, die vorab mögliche Folterszenarien durchspielen, im Ernstfall leichter widerstehen könnten – auch bei Schlafentzug. Sie sollten wissen, dass bloßer Schlafentzug von bis zu fünf Tagen keinen ernsthaften Schaden anrichte. Und er rät ihnen, ein Delirium vorzutäuschen – etwa, wenn sie gezwungen würden, 48 Stunden ohne Schlaf im Stehen zu verbringen.

Die Gefangenen sollten wissen, dass es viele Wege gebe, sich ein wenig Schlaf zu erschleichen, schreibt West, und Schlaf auch unter schwierigen Bedingungen, etwa bei angeschaltetem Licht, wertvoll und physiologisch wirksam sei.

Menachem Begin, der spätere israelische Premierminister, erinnerte sich in seiner Autobiographie an die Folgen des Schlafentzugs im russischen Arbeitslager: »Im Kopf des verhörten Gefangenen formt sich ein Nebel. Sein Geist ist zu Tode ermüdet, seine Beine sind unsicher, und er hat nur noch einen einzigen Wunsch: zu schlafen. Jeder, der dieses Bedürfnis erfahren hat, weiß, dass weder Hunger noch Durst damit zu vergleichen sind.«

Man muss nicht einmal bis zu den 30er Jahren des letzten Jahrhunderts zurückgehen, um Wachfolter zu finden: Sie ist gegenwärtig. Die US-Amerikaner nutzten sie – neben anderen Foltermethoden – in Abu Ghraib und Guantánamo, um die dortigen Gefangenen zu Geständnissen zu bewegen. Es ist paradox und logisch zugleich, dass sie dabei auf das SERE-Programm zurückgriffen, das die Widerstandskraft von Angehörigen der US-Streitkräfte in Kriegsgefangenschaft stärken soll. Das Programm beruht unter anderem auf den Erfahrungen der US-Soldaten, die im Korea-Krieg in chinesische Gefangenschaft gerieten – also eben jener Männer, die der Psychiater Louis West vor Angriffen wegen mangelnden Widerstands verteidigt hatte und die ihm Anlass gewesen waren, Trainingsprogramme für solche Situationen zu empfehlen. Man nutzt also die Erfahrung von Folteropfern, um selbst effizient zu foltern. Psychologen, die beim SERE-Programm mitarbeiteten, fanden sich bereit, die Praktiken für den CIA in Guantánamo und Abu Ghraib aufzubereiten.

2002 war die US-amerikanische Führung zu dem Schluss gekommen, dass bislang keine zufriedenstellenden Informationen von den Häftlingen in Guantánamo gekommen waren. Von da an waren immer wieder Menschen im Regierungsauftrag mit der Frage befasst, welche Verhörmethoden zulässig, vorstellbar, wünschenswert waren. Von Beginn an gab es Bedenken, etwa von FBI-Mitarbeitern, sowohl was die Glaubwürdigkeit als auch was die juristische Verwertbarkeit von Informationen anbelangte, die man durch Methoden wie Waterboarding gewann. 2003 erließ der damalige Verteidigungsminister Donald Rumsfeld eine Direktive, die 24 Verhörtechniken zuließ, darunter ausgedehnte Isolation und Schlafentzug, aber Maßnahmen wie Entkleiden und Schläge in Gesicht und Magen ausschloss. Doch FBI-Mitarbeiter beschrieben in der Folge Verhöre, in denen eben jene »nicht genehmigten« Praktiken angewandt wurden.

Unter den Dokumenten, die Jameel Jaffer und Amrit Singh von der American Civil Liberties Union, einer US-amerikanischen Bürgerrechtsbewegung, unter dem nüchternen Titel »Verwaltung von Folter« gesammelt haben, ist die Beschwerde eines FBI-Agenten, der Schlafentzug bei einem Gefangenen anprangert. Die Verantwortlichen antworteten, dass es seit 2003 Vorgaben gebe, die verböten, einen Gefangenen über mehr als vier Tage länger als 16 Stunden wach zu halten. Es gebe aber Hinweise, dass einige Verhörende Gefangene für das *frequent-flyer-*, also Vielfliegerprogramm »empfählen«. Dabei seien zwischen 2003 und 2004 Gefangene alle paar Stunden von einer Zelle zur nächsten gebracht worden, um ihren Schlaf zu stören. Laut Akte wurde das *frequent-flyer*-Programm 2004 beendet.

Aus dem irakischen Gefangenenlager gibt es Berichte, dass Gefangene 69 Stunden lang wachgehalten wurden. Einige der *high-value*-Gefangenen der CIA, von denen man sich wertvolle Informationen erhoffte, sagten aus, dass sie bis zu drei Monate lang mit Schlafentzug gefoltert wurden. Sie seien kontinuierlich grellem Licht und quälendem Lärm ausgesetzt worden. Dabei wurde nichts dem Zufall überlassen, auch nicht die Auswahl der Geräusche. Die Organisatoren des SERE-Programms hatten herausgefunden, dass das Geräusch, das den größten Stress erzeugt, das untröstliche Weinen von Babys ist. Die Aufseher in den Lagern stellten aber auch eigene Musikprogramme auf, von denen sie hofften, dass sie die Gefangenen stark irritierten, unter anderem mit Songs von Eminem, Yoko Ono oder dem Miauen in Katzenfutterwerbung.

Was Schlafentzug in der Praxis von Guantánamo bedeutete, konnte man in den Schilderungen der Verhöre von Mohammed al-Qahtani erfahren, dem saudischen Gefangenen, den die US-Amerikaner für den 20. Piloten hielten, der an den Angriffen des 11. September 2001 hatte teilnehmen wollen. Al-Qahtani wurde innerhalb von 55 Tagen an 48 Tagen zwischen 18 und 20 Stunden verhört. Drohte er einzuschlafen, schütteten ihm die Verhörenden Wasser über den Kopf und zwangen ihn zu stehen. In den Stunden, in denen er schlafen durfte, zwang man ihn bis zu fünf oder sechs Mal, die Zelle zu wechseln.

Danach zeigte der Gefangene laut dem Bericht eines FBI-Mitarbeiters ein »Verhalten, das konsistent war mit extremem psychologischem Trauma (zu nicht vorhandenen Personen sprechend, Stimmen hörend, sich in einer Ecke der Zelle für Stunden verkriechend, mit einem Laken bedeckt).«

In einer Befragung zu al-Qahtanis Behandlung sagte der für den Verhörplan Verantwortliche vom US-Militärgeheimdienst, er habe in dem SERE-Handbuch gelesen, dass die US-Soldaten beim Army-Ranger-Training über Zeiträume von 24 Stunden wach gehalten würden. Der Geheimdienst-Mitarbeiter sagte: »Wenn es in Ordnung war, unsere Soldaten einem 20-Stunden-Tag zu unterwerfen, dann war es in unserer

Vorstellung auch in Ordnung, den Terroristen einem 20-Stunden-Tag zu unterwerfen.« Doch das SERE-Programm dauert nur einige Tage, zudem ist die Teilnahme freiwillig.

Die Stimmen, die an der Verwendbarkeit der unter Folter gewonnenen Geständnisse gezweifelt hatten, sollten recht behalten: Im Mai 2008 ließ das Pentagon die gegen Mohammed al-Qahtani erhobenen Vorwürfe fallen, 2009 räumte eine Vertreterin des Verteidigungsministeriums ein, dass in Gunatánamo gefoltert wurde.

In einem anderen Fall hatte der Ermittler ein persönliches Interesse gehabt: Stuart Couch, dessen Freund einer der Piloten war, der bei den Anschlägen des 11. September starb, sammelte Beweise gegen Mohamedou Ould Slahi, der verdächtigt wurde, der Hamburger Terrorzelle geholfen zu haben. Doch Couch gab den Fall auf, nachdem er die Berichte der Foltertechniken gelesen hatte, denen Slahi ausgesetzt worden war. »Da war jemand, von dem ich glaubte, dass er etwas mit 9/11 zu tun hatte«, sagte er in einem Interview. »Aber in unserem Bemühen, Informationen zu bekommen, haben wir unsere Fähigkeit, ihn zu verfolgen, kompromittiert.«

Heilsamer Schlafentzug

Menschen systematisch am Schlaf zu hindern, ist Folter. Es gibt ein einziges, erstaunliches Gegenbeispiel, wo Schlafentzug heilsam ist. Das geschieht allerdings mit dem Einverständnis der Betroffenen. Hindert man Menschen, die an Depressionen erkrankt sind, am Schlaf, verbessert sich ihre Stimmung fundamental. Das widerspricht erst einmal allen Erwartungen, schließlich fühlen sich depressiv Erkrankte erschöpft und erholungsbedürftig. Sie schlafen nachts schlecht und haben tagsüber oft das Bedürfnis, sich ins Bett zurückzuziehen.

Dass weniger Schlaf bei Depressionen hilfreich sein kann, hat der Leipziger Arzt Johann Heinroth schon Anfang des 19. Jahrhunderts festgestellt. »Zur Behandlung der Depression« schrieb er: »Mehr wachen als schlafen [...]. Nur die Wegnahme der Lasten und Gewichte zum Schlaf und zum Nichtstun kann das Leben wieder wecken.« Seine Ideen gerieten in Vergessenheit, bis in den 1960er Jahren die Psychiater Walter Schulte und Rainer Tölle systematisch die Wirkung von Schlafentzug bei depressiven Patienten untersuchten. Das Ergebnis: Bei zwei Dritteln von ihnen war die Stimmung am darauffolgenden Tag deutlich aufgehellt. Schlafentzug, so das Ergebnis einer anderen Studie, war bei 60 Prozent der Patienten die am schnellsten wirksame antidepressive Therapie – wirksam innerhalb von Stunden, und das ohne Nebenwirkungen.

Warum Schlafentzug so positiv wirkt? Eine Erklärung ist, dass bei depressiv Erkrankten die Wachregulation instabil ist. »Sie fühlen sich permanent wie vor einer Prüfung«, so erklärt es der Leipziger Psychiater Ulrich Hegerl, Vorsitzender der Stiftung Deutsche Depressionshilfe. Sie haben Schwierigkeiten einzuschlafen und zu entspannen. Der Schlafentzug wirkt dem entgegen, denn er erhöht den Schlafdruck, was bedeutet, dass bei den Patienten das Gleichgewicht zwischen den schlaf- und wachheitsfördernden Botenstoffen ausgeglichener wird. »Bei etwa 60 Prozent der depressiv Erkrankten kommt es zu ihrer Überraschung in den frühen Morgenstunden zu einem Abklingen der Depression, wenn sie die Nacht über wach geblieben sind«, sagt Ulrich Hegerl. Der sich tagsüber aufbauende Schlafdruck erklärt auch, warum sich viele Patienten gegen Abend eher besser fühlen und die Depression am Morgen am schwersten ist. Schlaf kann depressionsverstärkend sein. Leider ist der Schlafentzug kein Wundermittel, da die Depression mit dem nächsten Schlaf wieder zurückkommt. Schlafentzug alleine taugt also nicht als langfristige Therapie. Er hilft jedoch bei der Diagnose einer Depression und, das ist nicht zu unterschätzen, er zeigt den Patienten – wie in einem hoffnungsmachenden Fenster, das sich kurz öffnet –, wie sich ein gesundes Leben anfühlt.

Andere Zeiten, andere Länder, anderer Schlaf

Der französische Soziologe und Ethnologe Marcel Mauss hat es mit Nachdruck in einer seiner Vorlesungen gesagt: »Die Vorstellung, dass das Sich-schlafen-Legen etwas Natürliches sei, ist vollkommen falsch.« Das einzig Einfache, was man über das Schlafen im Allgemeinen sagen könne, sei, dass es Kulturen gebe, in denen man schlicht auf dem Boden schlafe und andere, die sich dazu eines Instrumentes bedienten.

Also kann man schlafen ...:

- mit einer Stütze für den Kopf, häufig einem Totem, Totemtieren oder auch Skulpturen von hockenden Menschen
- auf Matten
- auf Kopfkissen
- in der Gruppe eng zusammengerückt, um ein Feuer herum oder auch ohne Feuer
- stehend (das, so nimmt Mauss an, täten die Massai, wobei man berücksichtigen muss, dass der Ethnologe Mauss lediglich einmal Feldstudien betrieb, und zwar in Marokko)
- zu Pferde (laut Mauss war das bei den Hunnen und den Mongolen der Fall)
- in Hängematten

»Es gibt den Gebrauch der Decke. Leute, die bedeckt, und andere, die unbedeckt schlafen«, schreibt Marcel Mauss, und man lächelt kurz, wenn man das liest, weil es sehr sorgfältig wirkt in der Übermittlung einer eher unspektakulären Nachricht. Aber in den unauffälligen Gepflogenheiten des Schlafs ist eingeschrieben, wie eine Kultur mit Erholung und Rückzug umgeht, wie mit Intimität und Kontrolle.

Wie kann es sein, dass in Japan, dem Land, das den Europäern als Inbild von Selbstdisziplin und Formvollendung erscheint, Geschäftsleute in Sitzungen und Kinder im Unterricht schlafen dürfen? Das Phänomen hat die Japanologin Brigitte Steger so beschäftigt, dass sie ein Buch über »Inemuri« geschrieben hat. Inemuri ist der Schlaf, den man hält, während man offiziell etwas anderes tut, etwa über ein Arbeitspapier nachdenkt oder einem Konzert lauscht.

Inemuri – das ist das Interessante und nur auf den ersten Blick Widersprüchliche – ist sozial akzeptiert in einer Gesellschaft, in der langer Schlaf verpönt ist.

Diese Geringschätzung ist Teil der konfuzianischen Tradition und nachzulesen etwa im Familienkodex *Sōunjidono nijūikkajō* aus dem 16. Jahrhundert: »Am Morgen soll man auf jeden Fall früh aufstehen. Wenn man spät aufsteht, vernachlässigen alle bis hinunter zu den Dienstboten die Arbeit.« Schlafen gehen, so heißt es im Kodex, solle man zur fünften Stunde nach Sonnenuntergang, also zwischen 19.20 Uhr und 21 Uhr – langes Schwatzen in der Nacht schade nur dem Ruf. Rund 200 Jahre später lautete die Anweisung für die Samurai-Familie Kyūso, sie solle sich zur Morgendämmerung erheben – aber erst um Mitternacht schlafen gehen. Das hieß je nach Jahreszeit und Zeitpunkt des Sonnenaufgangs vier bis neun Stunden Schlaf. Man sieht auch hier: Die Vorstellung,

Religionen bieten Orientierung, mehr noch, sie entwickeln ausgefeilte Gesetze und Regelwerke. Brahmanen sind als Angehörige der obersten indischen Kaste privilegiert, doch wo die hinduistischen Gelehrten ihr Haupt betten, können sie nicht ganz frei entscheiden. Der französische Missionar Jean Antoine (genannt »Abbé«) Dubois (1766–1848) sammelte die verbotenen Schlafstätten:

Plätze, an denen Brahmanen nicht schlafen dürfen

- ein Berg
- ein Friedhof
- ein Tempel
- die Stätte, an der die Puja (religiöses Ritual) gemacht wird
- ein den Dämonen geweihter Platz
- der Schatten eines Baumes
- gepflügte Erde
- ein Kuhstall
- das Haus eines Gurus
- ein Platz, der höher gelegen ist als der, auf dem die Statue einer Gottheit steht
- Plätze, auf denen sich Asche befindet
- Löcher, die von Ratten gemacht sind oder in denen gewöhnliche Schlangen hausen.
- Man hüte sich auch davor, die Nacht in Häusern zu verbringen, in denen die Dienstboten aus Angst vor einem Unglück in Aufruhr geraten sind.

(Quelle: Pascal Dibie: Wie man sich bettet. Die Kulturgeschichte des Schlafzimmers. Übers. von Brunhild Seeler. Stuttgart 1989.)

wann und wie lange man schlafen soll, ist alles andere als stabil.

1874 legte das japanische Erziehungsministerium einen Richtwert von acht Stunden Schlaf fest – und stellte zugleich fest: »Demgegenüber haben jedoch viele Menschen die Gewohnheit, nur sechs Stunden zu schlafen.« Die Gleichung »Vormoderne viel, Moderne wenig Schlaf« geht nicht auf; es ist komplizierter. Die Landbevölkerung scheint vor der Industrialisierung im Sommer sehr wenig und im Winter deutlich länger geschlafen zu haben, und Spuren davon finden sich noch heute. Demgegenüber wurden mit der Industrialisierung Soldaten oder Fabrikarbeiter dazu angehalten, nachts volle acht Stunden zu schlafen, um ihre optimale Arbeitskraft zu bewahren. Nur eines zieht sich durch: Die Ermahnung, früh aufzustehen. In den 1920er Jahren nahm sie die Gestalt von Frühaufsteher-Vereinen an (ähnliche Gruppen gab es auch in Europa), die ihren Sinn darin sahen, »die Ackerfläche eines Tages zu erweitern«, so formulierte es einer ihrer Leiter. Das wiederum gibt Anlass zum Verdacht, dass das Frühaufstehen nicht ganz so verbreitet ist, wie Wirtschaft, Konfuzius und Regierung es sich wünschten – sonst gäbe es keinen Anlass, nachzuhelfen.

Schlaf ist ein Politikum und immer wieder Verschiebemasse gewesen: als Wirtschaftsfaktor, Gabe ans Volk oder Ausdruck kultureller Differenz. In China ließ Mao 1950 das Recht des arbeitenden Volks auf Ausruhen in die Verfassung schreiben – was wiederum dazu führte, dass der Mittagsschlaf in Teilen der Mongolei als chinesischer Brauch abgelehnt wurde.

Doch auch in China selbst wankte dieses Recht mit der Zeit und im Zuge der politischen Neuausrichtungen. 1985 wurde in einer Phase der Öffnung zum Westen die offizielle Mittagsschlafpause auf eine Stunde reduziert. Nach der Niederschlagung der Proteste auf dem Platz des Himmlischen Friedens erlebte sie eine Renaissance, um unter Deng Xiaopings Konzentration auf wirtschaftliches Wachstum wieder eingedämmt zu werden.

Auch durfte nicht jeder und jede den gleichen Schlaf schlafen. Der chinesische Philosoph Konfuzius forderte, dass Frauen der Oberschicht in der Öffentlichkeit nicht ihr schlafendes Gesicht zeigen sollten. Dass Frauen für alle sichtbar die Kontrolle über den eigenen Körper verlieren, war tabu. Wie tief sich diese Disziplinierung auch in die japanische Kultur eingegraben hat, zeigt die Erinnerung einer 90-Jährigen, die der Japanologin Brigitte Steger rund 2500 Jahre später erzählte, wie sie als Kind kerzengerade auf dem Rücken schlafen musste. Neben ihrem Gesicht wurde abends Puder ausgestreut, um am Morgen zu prüfen, ob sie sich im Schlaf gedreht hatte. Müßig zu erwähnen, dass Jungen, die sich im Schlaf bewegten, als gesund und energiegeladen galten.

Ein Nachklang dieser Ungleichheit weht in einer Entwicklung der japanischen Taschenindustrie nach. Diese ersann eine Handtasche mit herausklappbaren Bügeln, um zu verhindern, dass die Beine von Frauen, die etwa in der U-Bahn einschlafen, auseinanderfallen. Eine Art Sitzkorsett also, um anstößige Positionen im Schlaf zu vermeiden. Tatsächlich erwies sich die Tasche aber als Verkaufsflop, möglicherweise, weil die Bügel verhinderten, dass die Frauen, wenn sie aus dem Schlaf aufschreckten, direkt aufspringen und an ihrer Station aussteigen konnten.

Inzwischen bahnt sich aber ein Wandel an: Inemuri wird zunehmend auch bei Frauen toleriert, vor allem in den Städten. Was nur folgerichtig ist. Je mehr sie ebenso wie die Männer vor allem als erschöpfte Arbeitnehmer betrachtet werden, wird auch ihr Schlaf als Indiz dafür gesehen, wie viel Kraft sie in ihren Beruf stecken.

Auch in den Schulen ist dieser Ausgleichsschlaf meist geduldet – er gilt als Hinweis darauf, dass die Kinder in der Nacht gearbeitet haben. Und das meist zurecht, denn wer in Japan die Aufnahme an die Universität schaffen will, bereitet sich schon sehr früh mit Privatunterricht darauf vor. Das führt zu dem von außen absurd wirkenden Phänomen, dass die Anwesenheit im Unterricht der öffentlichen Schule zur bloßen Formsache wird. Das eigentliche Lernen findet danach statt. Freiräume, etwa fürs Spielen, gibt es so gut wie nicht. Das setzt eine Tradition fort, nach der Erziehung vor allem heißt, dass die Kinder lernen sollen, Härten zu überstehen und Schwächen zu überwinden. In den Daimyat-Schulen, die im 17. Jahrhundert entstanden, wurden die Samurai-Kinder bewusst nachts geweckt, damit sie Herr über ihre Müdigkeit wurden.

Aber auch das erste Lehrbuch in der Terakoya-Schule, die die Kinder aus Nicht-Samurai-Familien besuchten, dessen Verse sie auswendig lernen mussten, atmet den gleichen Geist: Dort heißt es: »Eine Ahle im Schenkel hält den Schlaf ab.« Damit erinnerte es an den chinesischen Politiker Su Quin aus dem 4. Jahrhundert vor Christus, der sich das spitze Werkzeug ins Bein getrieben hatte, um beim Studium wach zu bleiben. Es ist faszinierend zu sehen, wie dieses Motiv plötzlich in der Gegenwart aufploppt. Genau das Gleiche tut nämlich ein Junge in dem japanischen Film *Die Familie mit dem umgekehrten Düsenantrieb* aus dem Jahr 1984.

Auch für vorgetäuschten Schlaf gibt es im Japanischen einen eigenen Begriff, man nennt ihn »Tanuki Neiri«, Dachsschlaf, und der kann wie das Betrunkensein eine soziale Tarnkappe sein – nur ohne Kater am nächsten Morgen. Wer schläft, steht nicht zur Verfügung und kann sich damit immerhin für kurze Zeit allen sozialen Pflichten entziehen. So gesehen hat auch Inemuri plötzlich anarchischen Charakter, wo er sich sonst oft nahtlos in die Leistungsgesellschaft einfügt.

Letzteres sichert ihm vermutlich das Überleben in einer globalisierten Welt, die einebnet, was nicht der Leistungsoptimierung dient. Die südeuropäische Verwandte des Inemuri, die Siesta, scheint da deutlich bedrohter. Der griechische Schlafforscher Constantin Soldatos sah sie schon in den 1980er Jahren auf dem Rückzug. Sie passt nicht in eine Zeit, in der Dienstleistungen rund um die Uhr verfügbar sein sollen. In Spanien, früher eine Hochburg der Siesta, ist 2006 ein Gesetz in Kraft getreten, das die Mittagspause der Regierungsangestellten deutlich reduziert. Die Regierung will die Arbeitszeiten an den Rest der EU-Bevölkerung anpassen und die Produktivität erhöhen. Andererseits soll aber auch Eltern ermöglicht werden, abends früher zu ihrer Familie nach Hause zu kommen.

Die Siesta-Gegner in Spanien haben sich inzwischen organisiert als »Vereinigung zur Rationalisierung der Zeiten«. Sie klagen, dass ihnen die dreistündige Ruhepause, wie sie viele Geschäfte zwischen 14 und 17 Uhr einlegen, nichts nützt. Als Pendler aus den Vorstädten ist die Entfernung für sie viel zu weit, um nach Hause zu fahren. 60 Prozent der SpanierInnen schlafen laut Umfragen mittags nie. Dafür kämen sie abends zu spät ins Bett, so dass in Spanien de facto zu wenig geschlafen werde, argumentieren die Siesta-Kritiker. Doch auch die Siesta-Befürworter haben sich formiert. 2010 haben die »Freunde der Siesta« zum ersten Mal die nationale Meisterschaft der Siesta ausgetragen mit den Disziplinen Schlafdauer, elegante Haltung, Nachtgewand und Schnarchen. Siesta, das ist für ihre

Verfechter nicht Zeitverlust, sondern Gesundheitspflege und spanisches Kulturgut. Der Zeitgeist scheint nicht auf ihrer Seite.

Was ist fremder für uns? Der Blick zur Seite, auf Inemuri im heutigen Japan, oder 300 Jahre zurück auf die eigene Gesellschaft? Vermutlich letzteres.

Denn das Verständnis von Schlaf als geschickt auszubeutende Ressource ähnelt sich in Europa und Japan, während uns die Öffentlichkeit und das Miteinander des vormodernen Schlafs viel fremder geworden sind. Was würde passieren, wenn wir einer Bauernfamilie des 17. Jahrhunderts unsere Wohnung zeigten? Es wäre ihnen absolut unverständlich, warum nicht alle Familienmitglieder beieinander schlafen, und das allein aus praktischen Gründen: Wärme ist ein kostbares Gut, ebenso wie die wenigen Betten es sind. Davon können etwa die Knechte, die bei den Tieren schlafen, ohnehin nur träumen. Getrennte Schlafräume, in denen repräsentiert werden kann, tauchen im 18. Jahrhundert beim Adel auf, ab dem 19. Jahrhundert können es sich auch wohlhabende Bürger leisten, getrennte Schlafräume für Ehemann und Ehefrau oder die Kinder einzurichten. Das hat etwas mit den materiellen Möglichkeiten zu tun – und mit einer neuen Empfindung von Privatheit. Körperlichkeit wird nach und nach zu etwas Intimen, für das es Rückzugsorte zu finden gilt. Sexualität, die Unkontrollierbarkeit des schlafenden Körpers – all das soll nicht mehr sichtbar sein.

Anfang des 20. Jahrhunderts wird sich diese Sorge in den Städten unter anderen Vorzeichen fortsetzen, da will die Obrigkeit die Sittlichkeit der neu zugezogenen Landbevölkerung, der unverheirateten jungen Männer und Frauen, durch strenge Vorschriften für die Schlafplätze sichern. Diese Schlafplatzun-

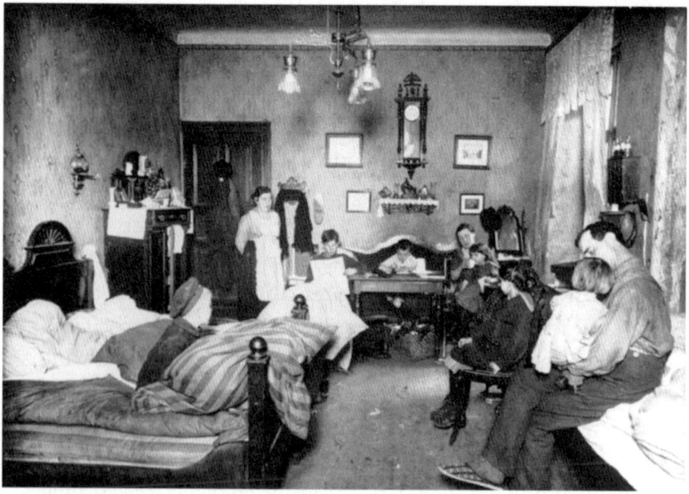

Wirkt unendlich fern, ist aber gerade einmal 100 Jahre her: In dieser Stube lebten elf Personen, ein eigenes Bett war unerreichbarer Luxus.

termieter firmieren unter einer Vielzahl von Bezeichnungen: als Schlafgänger oder auch Schläfer, Schlafleute, Schlafsteller, Schlafgäste, Schlafburschen und -mädchen. 1904 heißt es im Preußischen Wohnungsgesetzentwurf: »Einlieger und Schlafgänger verschiedenen Geschlechts dürfen gleichzeitig nur mit Genehmigung der Ortspolizeibehörde und nur dann aufgenommen werden, wenn die Schlafräume der Einlieger oder Schlafgänger verschiedenen Geschlechts voneinander baulich oder in einer sonst geeigneten Weise, die den unmittelbaren Verkehr ausschließt, getrennt sind.«

Der US-Historiker und Schlafforscher Roger Ekirch rüttelt an einer ganz anderen Selbstverständlichkeit unseres modernen Schlafs, nämlich der Vorstellung, dass er an einem Stück stattfinden muss. Tatsächlich, so glaubt Ekirch, hätten die Menschen in Europa und Nordamerika bis zur industriellen Revolution in zwei Phasen von je etwa drei bis dreieinhalb Stunden geschlafen, unterbrochen am frühen Morgen von etwa einer Stunde, die sie wach verbrachten – sei es mit Beten, Hausarbeit, Sex oder dem Nachsinnen über die eigenen Träume. »Then hath thy soule the least incumbrance« – »dann trägt deine Seele die geringste Last«, schrieb der englische Moralist Francis Quarles um 1640 über diese nächtliche Auszeit. Ekirch stützt seine These auf Texte von der Antike bis hinein ins 19. Jahrhundert, in denen von »erstem« und »zweitem« Schlaf die Rede ist. Um 1800 verschiebt sich das Gefüge erstmals: mit neuen Beleuchtungsmöglichkeiten verlassen die Menschen in den Städten den natürlichen Rhythmus der Tages- und Nachtzeiten und gehen statt um neun oder zehn Uhr zwei Stunden später zu Bett. Das führt dazu, dass sich der zweite Schlaf nach hinten schiebt und, so glaubt Ekirch, nur noch zu einem kurzen Nickerchen wird, während die Pause zwischen den beiden Schlafzeiten nur noch wenige Minuten dauert. Zu Beginn des 20. Jahrhunderts ist dann aus dem Zweiphasenschlaf jener komprimierte einphasige Schlaf geworden, den wir als scheinbar alternativlosen Standard verinnerlicht haben.

Wie war es dazu gekommen? Eine Erklärung ist, dass die Angehörigen der Mittelschicht – der Schlafrhythmus auf dem Land hatte sich weitgehend erhalten – im Vergleich zu den vorhergehenden Generationen später ins Bett gingen, dabei aber weiterhin bei Morgendämmerung aufstanden. Deshalb war der Schlafdruck höher, und sie schliefen durch.

Spannend ist die Frage, ob die abertausendfach beklagten Durchschlafstörungen eigentlich nur ein Fortbestehen des alten Zweiphasenschlafs sind, sozusagen ein Steißbein des Schläfers. Die Schlaflosigkeit in der Mitte der Nacht ist die häufigste Form der Schlaflosigkeit in den USA, wo 15 Prozent der Bevölkerung darunter leiden. Alles ein großes Missverständnis? Ekirch ist da vorsichtig. Identisch seien diese Schlafunterbrechungen sicher nicht. Zu groß seien die Veränderungen von Ernährung, Umweltbedingungen, Technologie und kulturellen Sitten, um den Schlaf des 21. mit dem des 18. Jahrhunderts zu vergleichen. Und doch: Vielleicht seien ein paar jener Menschen, die in der Mitte der Nacht schlaflos in ihren Betten liegen, Zeichen dafür, dass sich das alte Schlafmuster eben nicht innerhalb weniger Generationen ganz abschütteln ließe. Dann sei ihre zwischenzeitliche Schlaflosigkeit keine Störung, sondern – von der Höhe der Geschichte aus betrachtet – »schlicht natürlich«.

Im Schlaf sind alle gleich? – Soziale Klasse und Schlaf

Im Tod sind wir alle gleich, heißt es, und man möchte im ersten Moment sagen, im Schlaf sind wir es auch. Aber spätestens im zweiten Moment wird klar, dass es für den Tod vielleicht, für den Schlaf sicherlich nicht gilt. Wir alle sterben und wir alle schlafen – aber wie wir schlafen, ist von unserem sozialen Status abhängig.

In feudalen Zeiten reichte die Macht der Herrschaft im wörtlichen Sinne bis ins Bett hinein. Es ist nicht klar, ob das sogenannte *ius prima noctis*, das Recht des Lehnsherrn, die erste Nacht mit der Braut seiner Leibeigenen zu verbringen, wirklich existiert hat. Es gibt Historiker, die annehmen, dass dieses Szenario allein dazu diente, eine Abgabe des Bräutigams an den Lehnsherrn als eine Art Freikauf zu rechtfertigen. Eine absurde und in der Vorstellung lustige Folge soll gewesen sein, dass Bevollmächtigte des Lehnsherrn ihr unbekleidetes Bein in das Hochzeitsbett legten, um diesen Anspruch zu demonstrieren.

Historisch glaubhafter ist das im mittelalterlichen Frankreich bekannte *couette à court*, das dem Lehnsherrn erlaubte, bei bestimmten Festen mit seinem Gefolge Unterkunft bei seinen

Bauern zu beziehen. Diese mussten Bett und Bettwäsche stellen, manchmal war es ihnen gestattet, das ihrige zu behalten.

Ein paar hundert Jahre später verfügen die meisten nur noch über das eigene Bett – aber viele haben auch schlicht keines. Friedrich Engels hat in *Die Lage der arbeitenden Klasse in England* beschrieben, wie diese im London der 1840er Jahre schliefen – oder nicht schliefen: »In London stehen jeden Morgen fünfzigtausend Menschen auf, ohne zu wissen, wo sie für die nächste Nacht ihr Haupt hinlegen sollen. Die glücklichsten dieser Zahl, denen es gelingt, am Abend einen oder ein paar Pence zu erübrigen, gehen in ein sogenanntes Logierhaus [*lodging-house*], deren es in allen großen Städten eine Menge gibt und wo sie für ihr Geld ein Unterkommen finden. Aber welch ein Unterkommen! Das Haus ist von oben bis unten mit Betten angefüllt, vier, fünf, sechs Betten in einer Stube, so viel ihrer hineingehen. In jedes Bett werden vier, fünf, sechs Menschen gestopft, ebenfalls so viel ihrer hineingehen – Kranke und Gesunde, Alte und Junge, Männer und Weiber, Trunkene und Nüchterne, wie es gerade kommt, alles bunt durcheinander. Da gibt es denn Streit, Schlägereien und Verwundungen – und wenn sich die Bettgenossen vertragen, so ist das noch schlimmer, es werden Diebstähle verabredet oder Dinge getrieben, deren Bestialität unsere menschlicher gewordenen Sprachen nicht in Worten wiedergeben wollen. Und diejenigen, die kein solches Nachtlager bezahlen können? Nun, die schlafen, wo sie Platz finden, in Passagen, Arkaden, in irgendeinem Winkel, wo die Polizei oder die Eigentümer sie ungestört schlafen lassen; einzelne kommen wohl unter in den Zufluchtshäusern, die hier und dort von der Privatwohltätigkeit errichtet wurden – andere schlafen in den Parks auf den Bänken, dicht unter den Fenstern der Königin Viktoria.«

Aber auch wer ein Zimmer oder eine Wohnung anmieten konnte, hatte nicht notwendigerweise ein Bett. Engels zitiert aus einem irischen Polizeibericht: »Montag, den 15. Januar 1844, wurden zwei Knaben vor das Polizeigericht von Worship Street, London, gebracht, weil sie aus Hunger einen halbgekochten Kuhfuß von einem Laden gestohlen und sogleich verzehrt hatten. Der Polizeirichter sah sich veranlasst, weiter nachzuforschen, und erhielt von den Polizeidienern bald folgende Aufklärung: Die Mutter dieser Knaben war die Witwe eines alten Soldaten und späteren Polizeidieners, der es seit dem Tode ihres Mannes mit ihren neun Kindern sehr schlecht ergangen war. Sie wohnte Nr. 2, Pool's Place, Quaker Street, Spitalfields, im größten Elende. Als der Polizeidiener zu ihr kam, fand er sie mit sechs ihrer Kinder in einem kleinen Hinterstübchen buchstäblich zusammengedrängt, ohne Möbel, ausgenommen zwei alte Binsenstühle ohne Boden, einen kleinen Tisch mit zwei zerbrochenen Beinen, eine zerbrochene Tasse und eine kleine Schüssel. Auf dem Herde kaum ein Funken Feuer und in der Ecke so viel alte Lumpen, als eine Frau in ihre Schürze nehmen konnte, die aber der ganzen Familie zum Bette dienten. Zur Decke hatten sie nichts als ihre ärmliche Kleidung. Die arme Frau erzählte ihm, dass sie voriges Jahr ihr Bett habe verkaufen müssen, um Nahrung zu erhalten; ihre Betttücher habe sie dem Viktualienhändler als Unterpfand für einige Lebensmittel dagelassen, und sie habe überhaupt alles verkaufen müssen, um nur Brot zu bekommen.«

Es ist über 170 Jahre her, dass Engels über die Soldatenwitwe und die Schläfer in den Logierhäusern schrieb, aber man muss gar nicht weit gucken, um Menschen zu finden, die heute unter ähnlichen Umständen in Deutschland schlafen: Wanderarbeiter aus Osteuropa und Obdachlose. In den Hochburgen der Schlachtindustrie in Niedersachsen und Nordrhein-Westfalen arbeiten und leben die Werkvertragsarbeiter in erbärmlichen Zuständen. Untergebracht in oft überteuerten Massenunterkünften, auch in illegal umfunktionierten Häusern – man presst ihnen an Geld und Arbeitskraft ab, was irgend möglich ist. Es gibt Menschen, die diese Zustände anprangern. Der katholische Prälat Peter Kossen versucht mit seinem Bruder, dem Arzt Florian Kossen, der viele der ausgelaugten Arbeiter in seiner Sprechstunde behandelt, für sie einzutreten. Die Unterkünfte dort seien »Rattenlöcher, die zu Wuchermieten mit Werkvertragsarbeitern vollgestopft werden«, so beschreibt es Peter Kossen. Erzieherinnen erzählten ihm von verstörten, verängstigten und geschwächten Kindergartenkindern, die in diesen Verhältnissen aufwüchsen. »Manche verschlafen fast den ganzen Kindergartentag, weil sie nachts in den Unterkünften Gewalt, Alkohol- und Drogenmissbrauch und auch Prostitution miterleben.«

Die Missstände sind inzwischen bekannt – doch bislang hat sich wenig verändert. Im Gegenteil: »Die Verhältnisse entwickeln sich zurück«, schreibt Florian Kossen nüchtern in einem weiteren Appell an die Öffentlichkeit.

Und es kann immer noch schlechter kommen: Wer aufbegehrt, kann schnell den Schlafplatz verlieren, denn oft sind die Subunternehmer, die die Arbeiter anheuern, zugleich die Vermieter der Unterkunft. Anne Kunze, eine Journalistin der *Zeit*, hat osteuropäische Arbeiter getroffen, die nachts kein Dach mehr über dem Kopf haben, sondern im Wald schlafen. Einer von ihnen, Emilian, hat ihr seine Regeln für das Leben draußen genannt:

Such dir eine Mulde im Boden, über die der Wind hinwegweht und dich nicht erreicht.

Such dir einen Ort, an dem viele Bäume eng nebeneinanderstehen, so dass kein Mensch hindurchschauen kann.

Stülpe Plastiksäcke über deine Hosenbeine. Zieh alles an, was du hast.

Hab keine Angst vor der Dunkelheit.

Hab keine Angst vor Tieren.

Stephan Karrenbauer ist Sozialarbeiter bei *Hinz&Kunzt*, einer Hamburger Straßenzeitung, die zugleich auch Beratung und praktische Hilfe für ihre obdachlosen VerkäuferInnen anbietet. »Die Menschen, die auf der Straße schlafen,« sagt er, »kommen nicht zur Ruhe.« Sie fallen nie in einen echten Tiefschlaf, weil sie ständig wachsam sein müssen: Kommt jemand, der mein weniges Hab und Gut stiehlt? Vertreibt mich jemand, sei es, weil er den Schlafplatz selbst will oder weil er sich gestört fühlt? Nähert sich jemand, weil er mich verletzen oder vergewaltigen will? »Natürlich sind Frauen und Ältere umso wehrloser«, sagt Stephan Karrenbauer.

Deswegen versuchen viele Obdachlose ihre Schlafplätze so unauffällig wie möglich zu halten. Kürzlich fuhr ich an einem Brückenpfeiler vorüber, der vor ein paar Wochen unter einer S-Bahn-Überführung eingezogen worden ist. Ich radle dort sehr oft entlang, aber an diesem Tag sah ich zum ersten Mal nach oben und entdeckte in den Zwischenräumen ordentlich zusammengerollte Schaumstoffmatratzen. Ein paar Hundert Meter weiter ist eine Sparkassen-Filiale, vor der oft Obdachlose sitzen. Meist wach, aber ich habe sie dort auch schon schlafen sehen, inmitten der Passanten. Ich habe mich damals gewundert, dass sie schlafen können, und erst später verstanden, dass das viel zu kurz gedacht ist. Denn der ständige Strom von Menschen kann ja auch ein kleines Stück Sicherheit vermitteln. Im Winter fahren manche mit der U-Bahn von der Erst- bis zur Endhaltestelle. Man kann sich vorstellen, wie erholsam ein solcher Schlaf ist: ständig öffnen und schließen sich die Türen, die Luft ist überhitzt oder es zieht.

Der Sozialarbeiter Karrenbauer erzählt, dass in letzter Zeit häufiger Zelte als Schlafplätze in der Stadt auftauchten. »Es ist ein Zeichen dafür, dass die Menschen eigentlich eine Wohnung, eine eigene Intimsphäre suchen«, sagt er.

Das Leben auf der Straße war schon immer rau, und es hinterließ schon immer seine Spuren. Doch in der Wahrnehmung von Stephan Karrenbauer, der nicht so wirkt, als neige er zu Übertreibungen, verschlechtert es sich dramatisch. »Es gibt eine rasante Verelendung«, sagt Karrenbauer. »Und niemand sollte sich dem Glauben hingeben, dass es immer so war«.

Prekärer wird es an vielen Orten in Deutschland, weil zahlreiche Obdachlose aus Osteuropa hinzugekommen sind. In Hamburg etwa hat sich die Zahl der Wohnungslosen seit 2009 nahezu verdoppelt – und ein Problem, das schon zuvor nicht wirklich gelöst war, hat sich deutlich verschärft. Es gibt inzwischen eine Zweiklassengesellschaft der Obdachlosen: die »einheimischen« und die aus dem Ausland, die noch weniger Perspektiven haben. Stephan Karrenbauer hat keine Antwort auf die Frage, wie man mit den Folgen der Grenzöffnung umgehen soll, wie mit dem Wohlstandsgefälle und seinen Folgen. Er sieht nur, in welchem Zustand die osteuropäischen Obdachlosen hier sind – und dass sie die Rückfahrkarte, die man ihnen aushändigt, nicht einlösen.

Zum Schluss erzählt er noch von den Klienten, die eine Wohnung finden. Es dauere immer Tage, bis der alte Alarmzustand von ihnen abfalle, bis sie wirklich schlafen könnten. »Wenn sie dann nach ein paar Wochen bei mir vorbeikommen, sehen sie aus, als ob sie aus dem Wellnessurlaub kämen.«

Optimierter Schlaf – Schlaf als Geschäftsmodell

Die Schlafindustrie wächst stetig, ein Ende ist nicht in Sicht. Derzeit setzt sie, anfangend bei Bettzeug und endend bei Schlafmitteln, laut einer Schätzung der Beratungsfirma McKinsey bis zu 30 Milliarden Dollar jährlich um. In Deutschland brachten es die Matratzenhersteller 2017 immerhin auf einen Umsatz von 0,9 Milliarden Euro und der Umsatz allein der rezeptfreien Schlafmittel in den Apotheken belief sich auf 219 Millionen Euro. Aber der Markt, so hoffen die Strategen, könnte noch viel größer werden. Vermutlich wären die Menschen noch vor 40 Jahren überrascht gewesen, wenn man ihnen das Warensortiment vorgestellt hätte, das heute der Verbesserung des Schlafs dienen soll. Dass selbst der Schlaf eine Frage der Ausstattung sein soll, liegt nicht unbedingt auf der Hand.

Da gibt es das auf den ersten Blick solide bis dröge wirkende Feld der Matratzenhersteller – die mit viel Getöse und der Unterstützung einerseits von Modedesignern und andererseits der NASA versuchen, dem Matratzenkauf mehr Appeal zu verleihen. Das neue Zauberwort heißt Komfort, und Unternehmen wie die US-amerikanische Firma Select Comfort tragen ihn nicht nur im Namen. Select Comfort verkauft Doppelmatratzen, deren Hälften sich per Fernbedienung zu unterschiedlichen Härtegraden aufblasen lassen, und Kissenhüllen, die durch Mikrokapseln eine gleichbleibende Temperatur des Kissens sichern sollen. Select Comfort vermerkt auf den Visitenkarten seiner Angestellten, welchen Bettentypus sie persönlich nutzen und tut das, was alle Matratzenhersteller tun: die Bedeutung ihrer Produkte für guten Schlaf möglichst auch wissenschaftlich untermauern. Das Unternehmen finanziert eigene Studien in den Schlaflaboren US-amerikanischer Universitäten, die, siehe da, ergeben, dass sich der Schlaf auf ihren Matratzen verbessert. Aber natürlich finden sich ebenso Untersuchungen, die den Wert der Schlafunterlage eher gering veranschlagen. So gab es etwa eine kleine Studie an Schülern aus dem Jahr 2012, von denen eine Gruppe die Nacht in Hängematten und eine andere in Betten verbrachte. Das Ergebnis: Die Schlafqualität unterschied sich nicht.

Der Versuch der Matratzenindustrie, die Menschen zu häufigeren und kostspieligeren Käufen zu bewegen, wirkt plötzlich rührend – was er nicht ist – wenn man sich ansieht, was in den letzten Jahren an Schlafprodukten hinzugekommen ist. Bei einigen sieht man unwillkürlich eine Gruppe entschlossener Start-up-Menschen vor sich, die die Statistiken zur zunehmenden Zahl der Schlafprobleme betrachten. »Ein riesiger Markt«, raunen sie, leihen sich einen Schlafmediziner aus und entwickeln Hightech-Produkte, deren Nützlichkeit weit unter der eines Kräuterkissens liegt. Harmlos scheint da die Fortentwicklung der alten Einschlafgeschichte als Podcast. Sehr erfolgreich ist »Sleep with me«, durchschnittlich 1,3 Millionen mal pro Monat heruntergeladen und gesprochen von einem Bibliothekar, Drew Ackerman, der so langsam redet, wie man es kaum noch kennt in Zeiten teurer Sendeminuten. Sein deutsches Pendant ist Toby Baier, ein Informatiker, der im »Einschlafen Podcast« mit seinen Urlaubsberichten aus Schottland und den Lesungen aus Rilke und Kant ausreichend viel Behaglichkeit und ausreichend wenig Spannung liefert, um seine HörerInnen zum Einschlafen zu bringen. Der Schlafmarkt kennt längst Aufwendigeres. Etwa »gravity«, eine Decke, die durch ihr Gewicht – je zehn Prozent des Körpergewichts des Schlafenden – einen Druck auf den Körper ausübt, der den Melatoninspiegel anheben und so für leichteres Einschlafen sorgen soll. Was bei deutschen Schlafmedizinern als Scharlatanerie für Unmut sorgt, hat im Crowdfunding über vier Millionen Dollar eingespielt und ist nun regulär auf dem Markt erhältlich: mit 249 Dollar (rund 215 Euro) ist man dabei.

Aber es gibt auch futuristisch anmutende Produkte, die wie ein Vorgriff auf Zeiten wirken, in denen der Körper kontinuierlich überwacht wird wie eine ungeliebte, aber notwendige Maschine. Etwa das Stirnband »Dreem«, das über Schallwellen Schlaf herbeiführen soll. Oder eine Brille namens »Re-Timer«, die grün-blaues Licht aussendet, das den Schlaf-Wachrhythmus zurechtrückt, so beteuert es zumindest der australische Unternehmer Ben Olsen, der 30 000 davon verkauft haben will. Ein Nachfolgeprodukt ist bereits auf den Weg gebracht: »Thim«, eine Art Ring, den man am Finger trägt und der Menschen mit Durchschlafproblemen in der ersten Schlafstunde alle drei Minuten weckt – hinterher schlafe man umso besser, heißt es. Außerdem kann er Schlafdaten erheben, vorneweg den Schlafeffizienzwert, und all das für nur 199 US-Dollar.

Aber die Kundinnen und Kunden werden nicht nur mit Apps und Apparaturen versorgt, sie werden auch geschult.

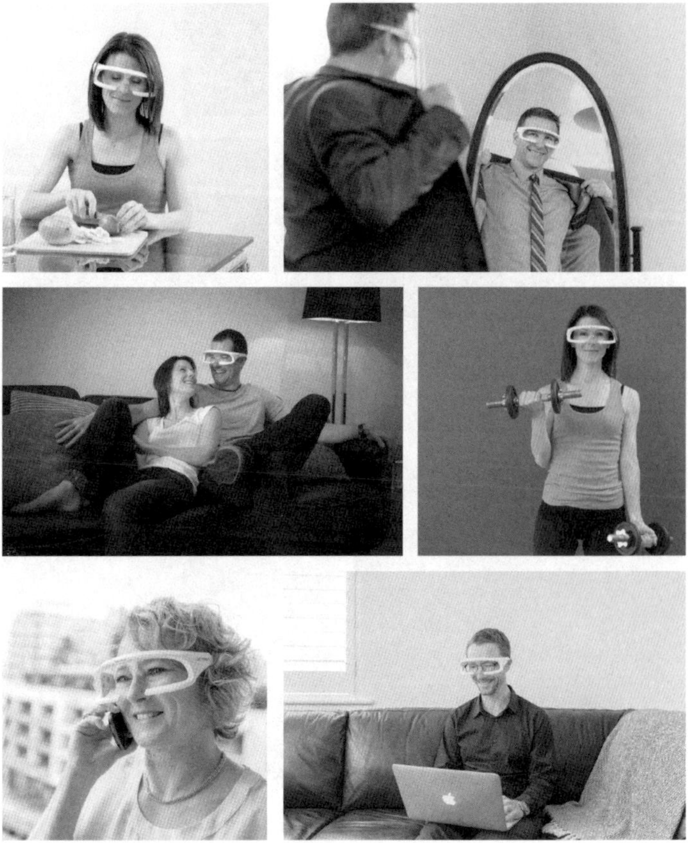

Die Optimierung des Schlafs treibt mitunter seltsame Blüten. So soll etwa die »Re-Timer«-Brille den Schlaf-Wachrhythmus zum Wohle der Träger manipulieren. Nach den Vorstellungen der Hersteller lässt sich das mit Freizeitaktivitäten aller Art verbinden.

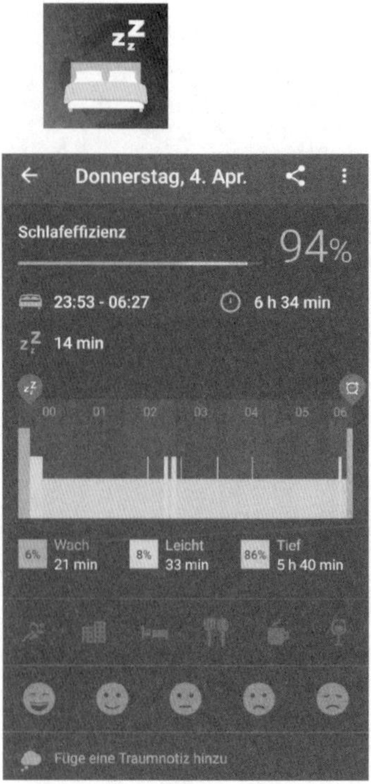

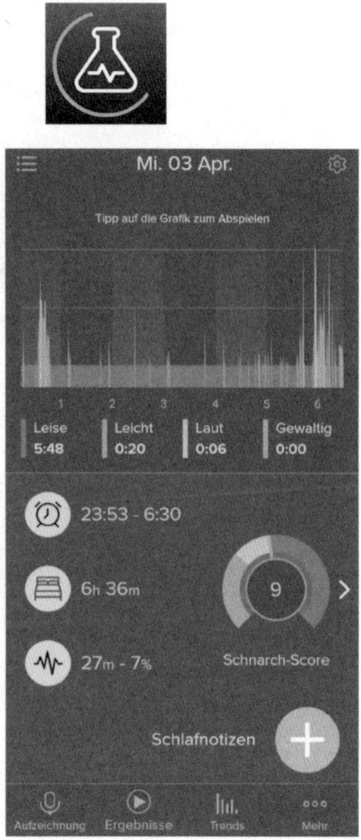

Wer möchte, kann seinen Schlaf vom Smartphone überwachen lassen. Die App »Runtastic Sleep Better« (l.) wirbt damit, Wach- sowie Leicht- und Tiefschlafphasen erfassen zu können. »SnoreLab« (r.) hingegen nimmt jedes Schnarchen und Murmeln auf, zeigt die jeweilige Lautstärke an und präsentiert einen Mitschnitt aller Geräusche.

Bislang vor allem in den USA, mutmaßlich mit ein paar Jahren Verzögerung auch in Europa. Was man in Deutschland zu Beginn des 20. Jahrhunderts Schlafhygiene genannt hätte, kommt nun flotter daher. Große Firmen wie LinkedIn engagieren auf *sleep fairs*, also Schlafmessen, für ihre Angestellten Schlaf-Coaches, die ihnen zeigen, wie man ein Bett macht, und die Vorzüge analoger Wecker preisen. Es kommt nicht von ungefähr, dass die Unternehmen den Schlaf ihrer Angestellten in den Blick nehmen, denn laut einer Studie verlor die US-Wirtschaft 2016 durch schlechten Schlaf 411 Billionen Dollar, und es wurde bereits ein neues Wort geschaffen, um die uninspirierte Leistung unausgeschlafener Mitarbeiter zu benennen: *presenteeism* (Präsentismus), also die Praxis, bei der Arbeit ausschließlich durch Anwesenheit zu glänzen.

Schlaf ist in der Business-Gedankenwelt ein Potentialverstärker und nichts anderes als fahrlässig wäre es, diese Verstärkung nicht abzurufen. Es ist kein Zufall, dass die Art, wie über die Gefahren des Schlafmangels gesprochen wird, an die Feldzüge für Fitness und gesunde Ernährung erinnern. Er schwächt das Immunsystem, verringert Lern- und Gedächtnisleistung, trägt zu Depressionen und anderen psychischen Störungen bei, kann zu Übergewicht, Diabetes, Krebs und vorzeitigem Tod beitragen. All dies stimmt.

Im Marketing der Schlafindustrie wendet sich die Gefahr in eine Verpflichtung des Kunden, für die bedrohte Gesundheit zu sorgen. Der US-Journalist Jon Mooallem ist für das *New York Times Magazine* tief in die Welt des »Sleep-Industrial Complex« eingetaucht, wo ihm der Vize-Chef der Stahlfederzulieferindustrie anvertraute: »Ich glaube, dass Ernährung und Fitness einen wunderbaren Job gemacht haben, und ich betrachte sie als Vorbild.« Sie hätten die Öffentlichkeit gelehrt:

Zwischenruf: Sieben Tipps für einen besseren Schlaf

Selbst die Köpfe der Matratzenindustrie erklären, dass die meisten Schlafprobleme selbst verursacht sind und selbst behoben werden können. Allerdings durch unauffällige, kostenfreie Verhaltensänderungen:

- keine Smartphone- und Tablet-Nutzung oder Computerspiele im Bett oder direkt vor dem Schlafengehen
- regelmäßige Schlafenszeiten
- keine Nachmittagsschläfe
- zwei bis drei Stunden vor dem Schlafengehen keine schweren Mahlzeiten
- kein Alkohol
- täglich Sport treiben
- abends helles Licht vermeiden, sich morgens dem Sonnenlicht aussetzen (um den zirkadianen Rhythmus unter Kontrolle zu halten)

Also nichts, was man kaufen müsste. Die wirklich wichtigen Hinweise sind meist sehr simpel – erfordern allerdings einen Verzicht oder zumindest eine Verhaltensänderung.

›Wenn du dich nicht richtig ernährst, stirbst du. Wenn du nicht trainierst, stirbst du.‹ Der Stahlfederzuliefererviezechef fasst die Botschaft noch einmal zusammen: »Schaffe den Schmerz, und gib ihnen dann die Lösung.«

Die Lösung ist eine umfassende Kontrolle des Schlafs, unterstützt von möglichst teuren Produkten. »Schlaf als das neue Statussymbol«, so heißt ein Text aus der *New York Times*.

Das Prahlen der New-Economy-Gründer, der Banker und Politiker, sie bräuchten keinen Schlaf, ist seit den 80er, 90er Jahren weitgehend verklungen. Stattdessen gehört die Sorge um ihn zur Selbstfürsorge. Und wie Rauchen und Übergewicht in den USA zu Klischee-Kennzeichen der Unterschicht geworden ist, könnte Übermüdung in nicht allzu ferner Zukunft ebenfalls dazu gehören. Ausreichender Schlaf ist dann keine Privatsache mehr, sondern Zeichen der Selbstdisziplin, der Bildung und des Vermögens.

Ist es Fürsorge oder Potentialverstärkung, wenn Firmen wie das Gesundheitspflege-Unternehmen Aetna seinen Mitarbeitern eine Prämie von 500 Euro bezahlen, wenn sie nachweisen können, 20 Nächte am Stück mehr als sieben Stunden geschlafen zu haben? Auch Schlafwissenschaftler preisen den Schlaf in Begriffen, die jeden Betriebswissenschaftler erfreuen. Etwa Matthew Walker, Neurowissenschaftler, Professor an der Universität von Berkeley und beteiligt an der Entwicklung des Schlafüberwachers »Sense«, der sich als finanzieller Flop erwies. »Schlaf ist das Effizienteste, was man tun kann, um sein Gehirn und seinen Körper zu resetten«, sagt er. »Wir haben ein Sprichwort in der Medizin: ›Was vermessen wird, wird gemanagt.‹«

Die Mehrheit der Menschen, die ihren Schlaf als problematisch empfinden, sucht lieber kommerzielle Lösungen, gern auch ganz schlicht als Schlaftablette. Das führt selten zu erholsamen Schlaf – die Strategie bleibt davon aber unberührt: Schlaf muss effizient und kontrollierbar sein – so wie unser Leben am Tag.

Ausblick – widerständiger Schlaf

Schlaf war schon immer ein bedrohtes Gut, ein Zustand, den es zu kontrollieren galt. Riskant, weil er den Schlafenden wehrlos macht, fahrlässig, weil er ihm Zeit raubt, in der er arbeiten könnte. Aber er wurde hingenommen als eine Notwendigkeit, die die Natur uns auferlegt hat. Doch die Zeiten, in denen wir unsere körperlichen Bedingtheiten als unvermeidlich verstanden haben, sind vorbei. Wir, die wir so vieles in die Hand genommen haben, die Verlängerung der Jugend und die Fortpflanzung, wir, die wir in Erwartung einer säkularen Auferstehung unsere Leichen einfrieren – warum sollten wir den Schlaf nehmen, wie er kommt?

Wir sind nicht länger nächtliche Opfer von Dämonen, die unsere Träume verdunkeln, stattdessen können wir in Kursen lernen, wie wir selbst bestimmen, wer unsere Träume bevölkert. In den Buchhandlungen drängen sich die Bücher, die uns lehren, wie man – wenn es denn schon sein muss – so schläft, dass der Körper sich optimal regeneriert. Aber es regt sich Widerspruch. Verborgen im hinteren Regal der Buchhandlungen finden sich Texte wie der des Kunstkritikers und Essayisten Jonathan Crary, die den unvermessenen und unkontrollierten Schlaf leidenschaftlich verteidigen. Verteidigen gegen

Welche Schlafkleidung ist wie beliebt?

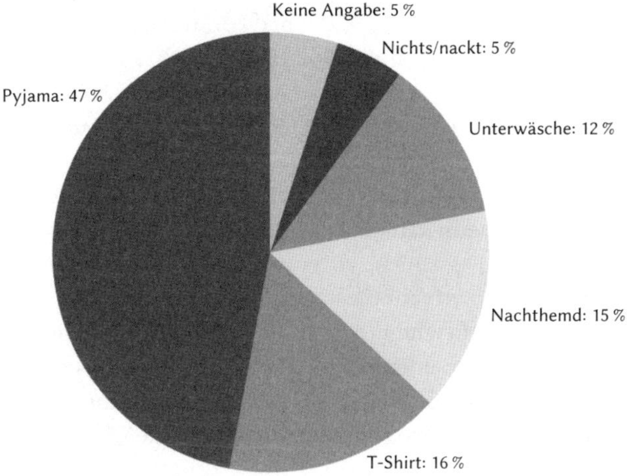

(Umfrage von TNS Emnid aus dem Jahre 2009)

eine Gesellschaft, die die 24-Stunden-Verfügbarkeit von Waren nun ausdehnt auf den Konsumenten, der ebenfalls immer empfangsbereit sein soll. Für Werbebotschaften, die ihn in jedem Lebensbereich erreichen können und sollen, für Arbeit, die längst das Korsett des 8-Stunden-Tages verlassen hat. Die neue Zeit ist eine grenzenlose Zeit, eine, »die nicht mehr vergeht«. Uns überfällt eine bleierne Müdigkeit, wenn wir darüber nachdenken, aber die – militärische – Forschung arbeitet an Abhilfe. Nachdem sich der Ansatz, die Menschen länger wachzuhalten, als ungeeignet erwiesen hat, da sie lästige Ausfallerscheinungen zeigten, folgt man nun einer neuen Idee: Das Schlafbedürfnis soll reduziert werden. Das mag noch

Zukunftsmusik sein, die Gegenwart behilft sich, indem sie den Schlaf mit pharmazeutischer Hilfe zu disziplinieren versucht. Wo sich der erwartete Schlaf von acht Stunden am Stück nicht ordnungsgemäß einstellt, soll die Schlaftablette Abhilfe schaffen.

Nicht kontrollierter Schlaf, Schlaf, der nicht unmittelbar kommt und scheinbar nutzlose Phasen hat wie Dösen oder nächtliches Aufwachen, ist ein Ärgernis in einer effizienzversessenen Gesellschaft. Die Verletzlichkeit und Passivität des Schlafenden passt nicht zu einem autarken Individuum, das hart an seiner Perfektionierung arbeitet. Das Ärgernis des ineffizienten Schlafs wird nur denen erlaubt, die in unserer Gesellschaft noch nicht oder nicht mehr zu den Leistungserbringern gehören: den Kindern und den Alten – und zumindest bei den Kindern scheint dieser Schutzraum inzwischen bedroht.

Tröstlich bei alldem ist, dass der Schlaf sich als hartnäckiger Gegner erweist. So wie er ein Zustand des Sich-Entziehens ist, entzieht er selbst sich der Kontrolle. Je mehr ich mich darum bemühe, je eher erreiche ich das Ziel – diese Grunderfahrung unserer Leistungsgesellschaft erweist sich bei ihm als haltlos. Wie ein Nebel entgleitet der Schlaf dem festen Griff derer, die allumfassende Verfügbarkeit gewohnt sind. Was für ein Ärgernis, was für eine Demütigung!

Der sich selbst genügende Schlaf – es ist ein vollkommener Zustand und das, was nicht sein darf im Kapitalismus. Was für ein wunderbarer Gegner, was für ein David: unheroischer geht es kaum. Und doch: eine Bastion gegen Verfügbarkeitsterror und Allmachtsphantasien. Es gilt, ihn zu verteidigen.

Lektüretipps

Ahlheim, Hannah: Der Traum vom Schlaf im 20. Jahrhundert. Wissen, Optimierungsphantasien und Widerständigkeit. Göttingen, 2018.

– (Hrsg.): Kontrollgewinn – Kontrollverlust. Die Geschichte des Schlafs in der Moderne. Frankfurt a. M. / New York 2014.

Borbély, Alexander: Das Geheimnis des Schlafs. Neue Wege und Erkenntnisse der Forschung. Frankfurt a. M. / Berlin 1991.

Crary, Jonathan: 24/7. Schlaflos im Spätkapitalismus. Übers. von Thomas Laugstien. Berlin 2014.

Rejali, Darius: Torture and Democracy. Princeton [u. a.] 2007.

Steger, Brigitte: Inemuri. Wie die Japaner schlafen und was wir von ihnen lernen können. Reinbek b. Hamburg 2007.

West, Louis / Group for the Advancement of Psychiatry (Hrsg.): Methods of Forceful Indoctrinations. Observations and Interiors. Report Symposium Nr. 4. New York 1957. S. 270–285.

– Psychiatry, Brainwashing and the American Character. In: American Journal of Psychiatry 9 (1964) S. 842–854.

Zulley, Jürgen: Schlafkunde. Wissenswertes rund um unseren Schlaf. Frankfurt a. M. 2018.